DIE IMMUNITÄTSFORSCHUNG

ERGEBNISSE UND PROBLEME

IN EINZELDARSTELLUNGEN

HERAUSGEGEBEN VON

PROF. DR. R. DOERR

BASEL

BAND V

DIE GEWÖHNUNG AN NICHTANTIGENE GIFTE

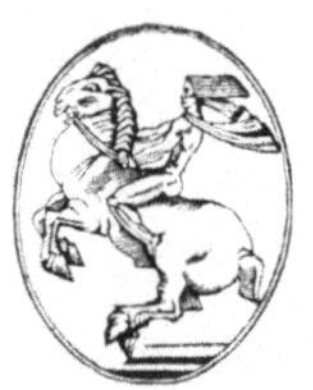

Springer-Verlag Wien GmbH

1950

DIE GEWÖHNUNG AN NICHTANTIGENE GIFTE

VON

KARL BUCHER
BASEL

UND

ROBERT DOERR
BASEL

MIT 2 TEXTABBILDUNGEN

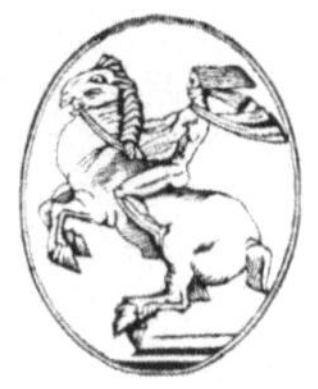

Springer-Verlag Wien GmbH

1950

ISBN 978-3-662-24122-6   ISBN 978-3-662-26234-4 (eBook)
DOI 10.1007/978-3-662-26234-4

Inhaltsverzeichnis.

Inhaltsverzeichnis.

Einleitung.

Was der Biologe und der Arzt unter der Bezeichnung „Immunität" zusammenfaßt, ist keineswegs ein scharf umschriebener Begriff. Der englische Mathematiker WHITEHEAD hat sich in einer Vorrede zu einer von ihm verfaßten Einführung in diese exakteste aller Wissenschaften geäußert, der Mann der Wissenschaft teile mit Humpty-Dumpty[1] das Privileg, Namen besonders zu schätzen, denen er nach Belieben die verschiedensten Bedeutungen beilegen kann. Auf die in unserer Zeit übliche Anwendung des Ausdruckes „Immunität" paßt die scharfe Kritik durchaus. Indes lassen sich die Immunitätsphänomene, wenn man umfassendere Gesichtspunkte gelten läßt, doch in zwei Gruppen einordnen. Den Mittelpunkt der ersten Gruppe bildet die viele Jahrhunderte alte Erkenntnis, daß das Überstehen einer Infektionskrankheit einen soliden und dauernden Schutz gegen eine nochmalige Infektion derselben Art hinterläßt. Die zweite Gruppe wird durch Ergebnisse der neuzeitlichen Experimentalforschung beherrscht, welche in den Satz zusammengefaßt werden können, daß die parenterale Zufuhr von gewissen geformten oder ungeformten Substanzen (Antigenen) das Erscheinen von Antikörpern in der Blutbahn zur Folge hat, welche mit den Antigenen, denen sie ihre Entstehung verdanken, spezifisch und im Sinne einer gegenseitigen Neutralisierung reagieren. In der jetzt üblichen Terminologie kann also „Immunisieren" auch bedeuten, daß man durch Behandlung mit Antigenen ein antikörperhaltiges Serum zu gewinnen trachtet, wobei es gleichgültig bleibt, ob der Antikörpergehalt des Blutserums für den Organismus einen Vorteil oder eine Gefahr bedeutet. Nicht bloß wegen dieser Doppeldeutigkeit konnten die beiden Gruppen bisher nicht vollständig zur Deckung gebracht werden; es hat sich vielmehr herausgestellt, daß die spezifische antiinfektiöse Immunität bestehen kann, obwohl sich in der Zirkulation kein Antikörper nachweisen läßt, und daß umgekehrt Antikörper im Blut nach dem Überstehen einer Infektionskrankheit oder nach einer Schutzimpfung vorhanden sein können, obwohl die epidemiologische Erfahrung oder der direkte Versuch

---

[1] Humpty-Dumpty ist eine Gestalt aus der für Kinder geschriebenen Geschichte von LEWIS CARROL "Through the looking-glass". Das Kind Alice meint in einer Unterredung mit Humpty-Dumpty "That's a great deal to make one word mean" und CARROLL, der selbst Mathematiker war, läßt Humpty-Dumpty auf diesen Einwand erwidern: "When I make a word do a lot of work like that, I always pay it extra."

beweisen, daß die spezifische Empfänglichkeit für das Haften der Infektion nicht gemindert ist.

Trotz der Unfähigkeit, den Begriff der Immunität so scharf zu formulieren, daß es in jedem Einzelfall ohne weiteres klar wird, ob er als völlig heterogen auszuscheiden ist oder mit den Immunitätsphänomenen sensu strictiori in Beziehung gebracht werden kann, erscheint es derzeit doch gewagt, im Rahmen dieser Monographienserie eine Abhandlung über die *Gewöhnung an nicht-antigene Gifte* erscheinen zu lassen. Zur Rechtfertigung seien nachstehende Ausführungen dem sachlichen Teile vorausgeschickt.

Die Giftgewöhnung ist, voraussetzungslos betrachtet, nur ein besonderer Fall der allgemeinen Regel, daß der Organismus die zweite oder wiederholte Einwirkung eines Reizes anders beantwortet als die erstmalige, wobei das Zeitintervall zwischen den Reizungen die Änderung der Reaktion beeinflußt. Natürlich kann die Änderung der Reaktion auf die Wiederholung desselben Reizes verschiedene Ursachen bzw. einen verschiedenen Mechanismus haben. Aber die uns hier interessierende Frage ist, ob wir in der Beteiligung eines Antikörpers ein Kriterium zu sehen haben, welches solchen Reaktionsänderungen eine absolute Sonderstellung zuweist. Das kann man nicht mit Sicherheit behaupten.

Zunächst ist das eine der beiden Vergleichsobjekte, die in vitro ablaufende Antigen-Antikörperreaktion, in so vielen und gerade in den wichtigsten Beziehungen mit ungelösten Problemen belastet, daß die Hypothesenbildung einen weiten Spielraum hat, der auch seit jeher ausgiebig ausgenützt wurde. Können wir doch über die Entstehung und die Natur der Antikörper trotz eines enormen Arbeitsaufwandes noch immer keine befriedigende Auskunft geben. Die Aussage, daß die Antikörper, welche im Blute immunisierter Tiere kreisen, nichts anderes sind, als modifizierte Serumproteine (Immunglobuline), erscheint uns derzeit als so gut begründet, daß jeder Zweifel als gänzlich unbegründet energisch zurückgewiesen würde. Ebenso fühlen wir uns zu der Behauptung berechtigt, daß die anaphylaktischen Symptome letzten Endes auf einer in vivo ablaufenden Antigen-Antikörperreaktion beruhen müssen. Aber alle erfahrenen Experimentatoren stimmen überein, daß zwischen dem Antikörpergehalt des Blutes und der anaphylaktischen Reaktivität kein Parallelismus besteht, ja daß ein Tier mit reichlichem Antikörper in der Zirkulation auf das Antigen unter Umständen überhaupt nicht reagiert, während umgekehrt Tiere, deren Blut keinen nachweisbaren Antikörper enthält, im akuten Schock verenden. Diese Beobachtungen sowie die Feststellung, daß sensibilisierte weibliche Meerschweinchen jahrelang nach dem Schwunde des Antikörpers aus dem Blute auf ihre Jungen Antikörper diaplazentar übertragen, so daß diese passiv anaphylaktisch zur Welt kommen, die Tatsache, daß man einen bestehenden anaphylaktischen Zustand auch durch gründliche Durchspülung der Gefäße nicht beseitigen kann, führten schließlich zu der Annahme, daß außer dem im Blut zirkulierenden Antikörper noch eine andere Form oder Lokalisation des Antikörpers existieren müsse, welche sich durch ihre „Zellständigkeit" d. h. durch ihre Bindung an die Schockgewebe auszeichnet. Es ist hier nicht der Ort, das Für und Wider dieser Hypothese zu erörtern. Endgültig widerlegt ist sie jedenfalls nicht und wenn man sie bei der bestehenden Ungewißheit als eine der möglichen Erklärungen für manche sonst unverständliche Phänomene gelten läßt, ist man nicht mehr allzuweit von den Beobachtungen über Gewöhnung an Gifte entfernt, die ja naturgemäß auf Reaktionsänderungen der giftempfindlichen Zellen beruhen müssen.

Auf der anderen Seite sind in den letzten Jahren experimentelle Arbeiten veröffentlicht worden, welche die Kluft zwischen der Immunisierung durch toxische Antigene und der Gewöhnung an nicht-antigene Gifte zu überbrücken beginnen.

An erster Stelle seien die Untersuchungen von S. B. HOOKER und W. C. BOYD (1940) genannt. Sie beruhen darauf, daß sich diazotierte Substanzen von einfacher chemischer Struktur leicht mit antigenen Proteinen zu Kuppelungsprodukten verbinden. Diese Kuppelungsprodukte liefern, als Immunisierungsantigene verwendet, wenn auch nicht ausnahmslos, so doch genügend oft, um reproduzierbare Versuche zu ermöglichen, Antisera, deren Spezifität nur in untergeordnetem Grade durch das Protein, vorherrschend aber durch die an das Protein gekuppelte einfach gebaute Substanz bestimmt wird. Wenn man also beispielsweise Kaninchen mit einem aus diazotierter Arsanilsäure und Pferdeserum conjugierten Antigen immunisiert, erhält man ein Antiserum, das mit diazotierter Arsanilsäure spezifische Flockungen gibt und diese Präzipitinreaktion kann unter Umständen durch nicht-diazotierte Arsanilsäure spezifisch gehemmt werden. Nun wissen wir, daß die spezifische Flockung sowohl als auch die spezifische Hemmung derselben auf einer Bindung (Absättigung) des Antikörpers beruht und daß es gerade dieser Vorgang ist, welcher der Entgiftung der Bakterientoxine durch die Antitoxine zugrunde liegt. Auf diese Tatsachen gestützt, stellten HOOKER und BOYD aus Mononitrostrychnin und Dinitrostrychnin die korrespondierenden Mono- und Diaminoderivate her, die mit genügenden Mengen $NaNO_2$ versetzt wurden, um eine Aminogruppe zu diazotieren; dann erfolgte die Kuppelung an Pferdeserum und eine durch 4 Wochen fortgesetzte Immunisierung mit dem Kuppelungsprodukt. Die gewonnenen Antisera gaben, mit Caseinmonoamino- und Caseindiamino-Strychnin geprüft, nur in wenigen Fällen schwach positive Präzipitinreaktionen. Sodann wurden dieselben Kaninchen mit einem conjugierten Antigen aus Monoaminostrychnin und dem Hämocyanin aus dem Blute von Limulus polyphemus weiter behandelt. Nunmehr flockten die Sera (mit Caseinazostrychnin geprüft) kräftiger und die Flockungen konnten sogar durch das Alkaloid sowie durch einige Amino-, Nitro- und Methoxylderivate gehemmt werden, nicht aber durch Morphin, Chinin, Tryptophan etc. Die Hemmungsreaktionen waren somit für Strychnin spezifisch[1].

---

[1] Mit der gleichen Methode der Umsetzung in Azoproteine konnten auch QU. MINGOLA und E. SBIOCCA (1941) Antikörper gegen Strychnin und gegen Morphin gewinnen.

Es ist somit nicht zu bezweifeln, daß Hooker und Boyd auf dem Umweg über ein conjugiertes Antigen, in welchem das Strychnin die Funktion eines spezifitätsbestimmenden Haptens angenommen hatte, die Darstellung eines für Strychnin spezifischen Antikörpers gelungen ist. Eine Neutralisierung der Wirkung des Strychnins im Tierversuch erwies sich jedoch als unmöglich, wofür drei Umstände verantwortlich gemacht werden. Erstens das enorme Mißverhältnis zwischen der Zahl der Antikörpermoleküle in einem Kubikzentimeter Immunserum und der Zahl der Strychninmoleküle in einer tödlichen Minimaldosis Strychnin; für die besten Sera, welche Hooker und Boyd zu gewinnen vermochten, berechnen diese Autoren ein Verhältnis 1 : 59, so daß eine äquimolekulare Absättigung schon aus quantitativen Gründen ausgeschlossen war. Ferner setze eine „wahre" Neutralisation voraus, daß die toxische und die spezifitätsbestimmende Gruppe in dem zur Immunisierung verwendeten conjugierten Antigen identisch sind, was erst bewiesen werden müßte. Und schließlich sei es wahrscheinlich, daß Antisera nicht therapeutisch wirken können, wenn es sich um rasch wirkende und hochgradig diffusible Gifte wie Strychnin handelt. Daß trotz der Möglichkeit, einen strychnin-spezifischen Antikörper zu erzeugen, keine Neutralisierung der Strychninwirkung erreicht werden konnte, ließ sich somit glaubwürdig begründen. Es bestand aber die Möglichkeit, daß auch hochwertige Immunsera nicht neutralisierend gewirkt hätten. Versuche mit Eiweißkörpern, an welche physiologisch wirksame Stoffe als Haptene angekuppelt sind, Antisera zu erhalten, welche die Wirkung des angekuppelten Stoffes in vivo zu neutralisieren vermögen, haben jedenfalls bisher keine ermutigenden Resultate ergeben; eine durch Beispiele belegte Übersicht über den Stand dieser Frage findet man bei R. Doerr (1948, S. 266—271). Hooker und Boyd erklärten es allerdings für wahrscheinlich, daß man imstande sein werde, Antisera herzustellen, durch welche man die Wirkung gewisser Alkaloide wenigstens bei prophylaktischer Anwendung antagonistisch beeinflussen kann. Sie hatten aber mit einem aus diazotiertem Nitrosomorphin und Ovalbumin hergestellten conjugierten Antigen völlig negative Ergebnisse und scheinen den als aussichtsvoll bezeichneten Weg auch sonst nicht weiter verfolgt zu haben, da W. C. Boyd in der 1947 erschienenen zweiten Auflage seiner „Fundamentals of Immunology" nur die Experimente mit Strychnin erwähnt.

Wie schon frühere Autoren (Hirschlaff's Antimorphinserum) standen auch Hooker und Boyd unter dem Einfluß der Entdeckung E. v. Behrings, daß sich hochwirksame Bakteriengifte durch ihre Antikörper, die Antitoxine, in vitro und in vivo entgiften lassen. An dieses Paradigma hat sich auch J. Loiseleur (1946 a, b, c, d) gehalten, nur hielt er es nicht für notwendig, ein nicht antigenes Gift zwecks Erzeugung eines neutralisierenden Antiserums zunächst an ein antigenes Protein zu koppeln, da er sich überzeugt haben wollte, daß die Produktion von Antikörpern durch direkte Immunisierung mit einer Reihe von organischen Substanzen von sehr niedrigem Molekulargewicht, die man bisher nicht zu den Antigenen gezählt hatte, ausgelöst werden kann. Die auf diese Weise gewonnenen Antisera geben in vitro mit den als Antigene verwendeten Stoffen keine Präzipitate; ihr Antikörpergehalt verrät sich nur dadurch, daß nach Zusatz einer optimalen Menge von Antigen eine dem Grade nach erhebliche und qualitativ streng spezifische Steigerung der Viscosität des Reaktionsgemisches konstatiert werden kann, welche von einer Senkung des Brechungsindex begleitet wird.

Nicht alle organischen Substanzen, welche J. LOISELEUR untersuchte, erwiesen sich als tauglich; aber unter den geeigneten figurieren Morphin und Aethylalkohol und dadurch gewinnen diese Forschungsergebnisse eine Beziehung zu den Phänomenen der Giftgewöhnung, eine Beziehung, die LOISELEUR sofort erkannte und weiter verfolgt hat.

Will man durch die Immunisierung mit niedermolekularen Substanzen einen positiven Erfolg erzielen, so muß man diese Stoffe 10—12 Tage lang mindestens zweimal täglich in möglichst großen Mengen intravenös injizieren, so daß das Blut von ihnen, wie sich LOISELEUR ausdrückt, überschwemmt wird. Sind die Substanzen wie Alkohol oder Morphin. für die Versuchstiere toxisch (es wurden zu den grundlegenden Experimenten ausschließlich Kaninchen verwendet), so muß man nach LOISELEUR mit kleinen Dosen beginnen und die eingespritzte Menge täglich systematisch steigern, ein Vorgehen, welches durch die Verlängerung der Immunisierungsdauer auf mehrere Wochen zu kompensieren ist. Auf die theoretische Begründung dieser Vorschriften braucht hier, da sie für das Thema dieser Abhandlung keine grundsätzliche Bedeutung hätte, nicht eingegangen zu werden; der Leser sei, falls er sich dafür interessiert, auf R. DOERR (1949, S. 9—17) verwiesen. Dagegen ähnelt der für toxische Substanzen empfohlene Immunisierungsmodus in zwei Punkten dem Verhalten der Alkoholiker und Morphinisten, welche das Gift täglich und in steigenden Mengen ihrem Organismus zuführen.

Meist halten sich die durch niedermolekulare organische Substanzen erzeugten Antikörper, obgleich sie ebenso wie die durch Eiweißantigene produzierten Immunsubstanzen modifizierte, mit spezifischen Affinitäten ausgestattete Globuline des Blutplasmas bzw. des Blutserums sind, nur kurze Zeit im Kreislauf. Aber es wurden Ausnahmen von dieser Regel konstatiert und zu diesen Ausnahmen sollen auch die Antikörper gehören, welche sich bei chronischen Intoxikationen mit Alkohol oder Morphin entwickeln. Da von J. LOISELEUR und M. LÉVY (1947) angenommen wird, daß sich auch beim Menschen unter gleichartigen Bedingungen solche Antikörper entwickeln müssen, wollten die genannten Autoren in der ständigen Anwesenheit derartiger bindender Immunglobuline eine der Ursachen der Sucht sehen, sozusagen eine serologische Erklärung des Bedürfnisses der Alkoholiker und Morphiomanen, sich die Gifte immer wieder einzuverleiben. Offenbar liegt dieser Auffassung die Vorstellung zugrunde, daß die Gifte partiell an die Antikörper gebunden werden und infolge eben dieser Bildung die vom Süchtigen erwünschte Dauer und Intensität ihrer normalen Wirksamkeit nicht erreichen können. Damit wäre implicite festgelegt, daß Morphin oder Alkohol, solange sie an den Antikörper gebunden sind, die Wirkungen, welche sie im freien Zustande entfalten, nicht ausüben können, geradeso wie die bakteriellen Toxine im Verbande mit ihren spezifischen Antitoxinen aktionsunfähig werden. Diese Neutralisierung oder Inaktivierung ist jedoch keine notwendige Folge der Antigen-Antikörper-Reaktionen; man kennt Enzyme, die auch dann noch ihre fermentative Leistungsfähigkeit bewahren, wenn sie sich mit ihrem Antikörper vereinigt haben. Man würde daher erwarten, daß sich LOISELEUR durch geeignete Versuchsanordnungen die Gewißheit zu verschaffen suchte, ob die pharmakodynamische Aktivität des Morphins in einem Gemisch von Antiserum mit einer optimalen Quantität des Alkaloides noch unvermindert nachweisbar ist oder nicht. In den Mitteilungen von LOISELEUR, welche uns zur Einsicht vorlagen, konnten wir hierüber keine Mitteilung finden. Auch scheint sich LOISELEUR nicht mit der Frage befaßt zu haben, welche Stabilität die Bindungen toxischer niedermolekularer Stoffe an die von ihm angenommenen Antikörper besitzen. Bekanntlich können Antigen-Antikörper-Komplexe in ihre Komponenten zerlegt werden, und es sind Fälle (wie bei Hämagglutininen der virusartigen Infektionsstoffe) bekannt, in welchen diese Dissoziation spontan erfolgt und zwar ohne jede Änderung des Milieus, in welchem die Antigen-Antikörper-Komplexe suspendiert sind. Für den von LOISELEUR angenommenen serologischen Mechanismus des chronischen Mißbrauchs von Alkohol oder Morphin würde die Stabilität der Bindungen naturgemäß besondere Bedeutung haben.

Dagegen hat LOISELEUR, durch seine Überzeugung von der Existenz antikörperartiger Immunglobuline gegen Aethylalkohol veranlaßt, einen Versuch angestellt, der in mehrfacher Hinsicht bemerkenswert erscheint und auch aus methodologischen Gründen in der Einleitung zu dieser Abhandlung wiedergegeben werden soll.

J. LOISELEUR und M. PETIT (1947) brachten männliche weiße Mäuse, die einer reinen Linie angehörten und (mit Ausnahme der Tiere eines Teilversuchs) erwachsen waren, in Käfige, in welchen je 5 Exemplare untergebracht wurden. Die Mäuse erhielten trockenes Futter und als Getränk zunächst nur Wasser, bis nach einigen Tagen der Bedarf an Flüssigkeit pro 24 Stunden, der an einer Graduierung des Behälters abgelesen werden konnte, einen annähernd konstanten Wert angenommen hatte. Dann setzte der eigentliche Versuch ein, der darin bestand, daß den Tieren in jedem Käfig drei Behälter zur Deckung ihres Flüssigkeitsbedarfes geboten wurden: einer enthielt Wasser, der zweite Wasser mit 10% Aethylalkohol, der dritte Wasser mit 10% Methylalkohol. Schon in den ersten Tagen wurde $^1/_3$ der konsumierten Flüssigkeit aus dem Behälter mit Aethylalkohol entnommen und zwischen dem 8. und 35. Tage überschritt der Verbrauch des verdünnten Alkohols den Konsum reinen Wassers, bis die Mäuse schließlich den Behälter mit reinem Wasser fast gar nicht mehr aufsuchten und so gut wie ausschließlich den verdünnten Aethylalkohol tranken. Der Methylalkohol wurde nur in den ersten Tagen in Anspruch genommen, dann erlernten die Mäuse offenbar die beiden Alkoholsorten voneinander zu unterscheiden, und der Verbrauch von Methylalkohol sank auf ein Minimum ab. Die Sterblichkeit der Mäuse war nicht besonders groß (14%) und der Allgemeinzustand schien nicht nachteilig beeinflußt. In dem oben erwähnten Teilversuch, in welchem junge (2—3 Monate alte) Mäuse verwendet wurden, wuchsen die Tiere in normalem Tempo. Wurden die Mäuse nach einer Versuchsdauer von 100 Tagen getötet, so ergab die makroskopische und histologische Untersuchung der Organe keine pathologischen Veränderungen. Die Autoren schließen aus diesen Beobachtungen, daß Mäuse eine nicht zu bestreitende Neigung zum Alkoholismus haben und daß sie fähig sind, rasch die Differentialdiagnose zwischen Aethyl- und Methylalkohol zu stellen.

Was diese Versuche von den vielen an Tieren ausgeführten Experimenten über die Möglichkeit der Gewöhnung an toxische Substanzen unterscheidet, ist der Umstand, daß das Gift nicht zwangsweise einverleibt wurde, sondern daß es den Versuchstieren, ein hinreichendes Unterscheidungsvermögen, das wohl vorhanden gewesen sein muß, vorausgesetzt, freistand, dasselbe fast vollständig zu vermeiden. Und doch ereignete sich unerwarteterweise gerade das Gegenteil. Gewiß wird man nach der Lektüre der kurzen Mitteilung von LOISELEUR und PETIT den Wunsch haben, daß solche Experimente wiederholt und auf andere Stoffe ausgedehnt werden. Denn es kommt hier, soweit das ein Tierversuch zu leisten vermag, ein Phänomen zur Geltung, das bei der Gewöhnung des Menschen an Rauschgifte eine so große Rolle spielt: die sich entwickelnde Sucht, das Bedürfnis nach steter Erneuerung der Giftwirkung.

Daß man in allen Fällen von Resistenzsteigerung gegen toxische Stoffe durch wiederholte Einwirkung auf die aktive antitoxische Immunität zurückgreift und in der verschiedenartigsten Form eine Beziehung zu diesem Paradigma herzustellen sucht, ist verständlich. Am Grad der erzielbaren Resistenz gemessen, steht die antitoxische Immunität jedenfalls an der Spitze. Der Einwand, daß sie auf der Bildung von neutralisierenden Antikörpern beruht, während dies bei anderen ähnlichen Resistenzsteigerungen nicht der Fall ist oder nicht sicher nachgewiesen wurde, ist natürlich berechtigt, solange die Immunitätsforschung zu den Versuchsergebnissen von LOISELEUR und ihren hypothetischen Interpretationen keine Stellung bezogen hat. Daß sich die giftempfindlichen Gewebe an der Entstehung der antitoxischen Immunität infolge wiederholter Einwirkung bakterieller Toxine beteiligen, ist den Immunologen der Gegenwart nicht mehr so selbstverständlich wie den Zeitgenossen von PAUL EHRLICH, welcher in den Antitoxinen die ins Blut abgestoßenen Rezeptoren der giftempfindlichen Zellen erblickte. Man hält es jetzt für gewiß, daß die Antitoxine im Säugetierorganismus in Geweben oder Zellen entstehen, welche von den Angriffspunkten der Toxine entfernt sind, so daß dem Begriff einer zweckmäßigen Abwehrreaktion der Boden entzogen wird. Indes hat E. VON BEHRING schon 1893 Beweise dafür geliefert, daß die toxinempfindlichen Zellen doch irgendwie an der Entstehung der antitoxischen Immunität beteiligt sein müssen. Er beobachtete, daß Pferde, Schafe und Ziegen im Laufe der Immunisierung mit Diphtherie- oder Tetanustoxin ihre Reaktionsfähigkeit gegen diese Gifte oft in der Weise ändern, daß Einzeldosen, welche nicht mehr als $^1/_{1000}$ oder $^1/_{10000}$ der für normale Tiere indifferenten Menge betragen, starke Reaktionen hervorrufen, ja daß diese Tiere durch den hundertsten Teil der Dosis getötet werden können, die sonst nur leichte Erscheinungen hervorruft. Diese Beobachtungen wurden von mehreren Autoren bestätigt und auf kleinere Versuchstiere ausgedehnt. Daß hier die wiederholte Toxinwirkung nicht zur Immunität, sondern zur Überempfindlichkeit führt, fällt nicht ins Gewicht; maßgebend ist die Gewißheit, daß man es mit einer Änderung der spezifischen Reaktionsfähigkeit der toxinempfindlichen Zellen zu tun hat. Diese Gewißheit ergibt sich aus folgenden Tatsachen:

1. Die Überempfindlichkeit kann nicht humoral bedingt sein, denn sie läßt sich mit dem Serum nicht übertragen;

2. die pathologischen Erscheinungen müssen auf Reaktionen der giftempfindlichen Zellen beruhen, da sie identisch sind mit den Symptomen, welche das Toxin bei normalen, nicht vorbehandelten Tieren, wenn es in größerer Dosis injiziert wird, hervorruft; es liegt eine rein quantitative Steigerung der normalen Empfindlichkeit bestimmter Zellen bzw. Gewebe vor.

Es existieren also mehrfache Beziehungen zwischen der Immunität gegen antigene Toxine und der erworbenen Toleranz gegen nicht-antigene Gifte, Beziehungen, die in experimentellen Forschungsergebnissen und in noch unentschiedenen Hypothesen ihren Ausdruck finden, und es als gerechtfertigt erscheinen ließen, die Gewöhnung an Gifte von niederem Molekulargewicht neben der besonderen Bearbeitung der antitoxischen Immunität zu behandeln.

Es könnte auffallen, daß in unserer Darstellung den Gewöhnungsphänomenen höher entwickelter Organismen der erste, und der Gewöhnung von einzelligen Lebewesen (Protozoen, Bakterien) der zweite Platz angewiesen wurde. Wenn so von der Gepflogenheit, von einfacheren zu komplizierteren Organisationen aufzusteigen, abgewichen wurde, war die Überlegung maßgebend, daß sich auf diesem speziellen Gebiete die Problematik vereinfacht, wenn sich Beobachtung und Experiment mit höher entwickelten Organismen befassen; man hat es hier mit Individuen zu tun und die Zellen, welche sich an den Reaktionsänderungen beteiligen, sind zum größten Teile, wie die Nervenzellen der nervösen Zentralorgane, beständig für die ganze Lebensdauer des Individuums. Bei den Protisten ist dagegen das Objekt der Beobachtung wie auch des Experimentes eine Schar von kurzlebigen Individuen, die sich fortwährend ändert, und die Zurückführung der an solchen Populationen festgestellten Erscheinungen auf Vorgänge in den einzelnen Individuen bietet der Hypothesenbildung den weitesten Spielraum, wie dies im zweiten Abschnitt noch näher ausgeführt werden soll.

Jeder Biologe weiß, daß kein lebendes Wesen auch nur kurze Zeit seine Existenz fristen könnte, wenn es nicht die Fähigkeit besäße, sich an die stetig wechselnden Verhältnisse seiner Umwelt anzupassen. Die

Anpassungsfähigkeit ist nicht nur eine notwendige Bedingung des individuellen Lebens, sie läßt sich auch aus dem Werdegang einer Reihe von Phänomenen nicht wegdenken wie zum Beispiel aus der Entstehung der spezifischen Beziehungen zwischen Parasiten und Symbionten zu ihren Wirten. Das Wort „Anpassung" und der Begriff, der ihm zugrunde liegt, stehen gleichwohl bei vielen Autoren auf der schwarzen Liste; man vermeidet sie, um nicht in den Verdacht eines Anhängers der Lehre von LAMARCK zu kommen. Zu dieser Einstellung hat sich TH. DOBZHANSKY 1941 in der zweiten Auflage seines Werkes „Genetics and the origin of Spezies" wie folgt geäußert: „Vererbung erworbener Eigenschaften — eine Widerspiegelung phänotypischer Veränderungen in der Struktur des Genotypus — findet augenscheinlich nicht statt. Die wenigen, welche noch an solche Möglichkeiten glauben, Epigonen des Lamarckismus, können ihre Überzeugung nicht beweisen; auf jeden Fall haben sich solche Spekulationen als Arbeitshypothesen unfruchtbar erwiesen. Unglücklicherweise haben aber die Vererbungsforscher in der Hitze der Polemik gegen den Lamarckismus einige Behauptungen aufgestellt, welche zur Klärung der Verhältnisse nicht beitragen; zu dieser Klasse gehört die Behauptung, daß der Genotypus durch die Umwelt nicht beeinflußt wird. Es ist richtig, daß der Genotypus seinesgleichen in allen Umgebungen zu reproduzieren trachtet, in welchen sein Träger leben kann. Nichtsdestoweniger müssen sich genotypische Veränderungen ereignen, bei welchen die Umgebung, zumindest als hemmender Mechanismus, eine Rolle spielt. Noch wichtiger ist, daß jeder Genotypus das Resultat eines über große Zeiträume ausgedehnten Entwicklungsprozesses ist, an welchem sich die Umgebung durch natürliche Selektionen, in hervorragendem Ausmaß beteiligt. Die Struktur des Genotypus und daher auch die Art der Veränderungen, die er hervorbringen kann, ist letzten Endes durch die Umwelt bestimmt. Nur ist diese bestimmende Umwelt nicht nur die, welche im Augenblick besteht, sondern sie ist die Summe der historischen Umwelten, welche der Organismus im Laufe seiner Phylogenese ausgesetzt war." Allerdings anerkennt auch DOBZHANSKY nur zwei Grundprinzipien, welche Vergangenheit und Gegenwart der Lebewesen beherrschen: auf der einen Seite die Stabilität des Genotypus als konservierendes Prinzip, auf der anderen Seite das dieser Stabilität entgegenwirkende Phänomen der Mutation, das allein eine Entwicklung ermöglicht. Es wird aber den Umwelteinflüssen ein weit größerer Einfluß zuerkannt als in den Arbeiten anderer Genetiker und es wird insbesondere ein prinzipieller Unterschied gemacht zwischen der Auswirkung der bestehenden Umwelt und den beständig wechselnden Umwelteinflüssen und ihrer Summierung während der Aeonen der Phylogenese der Organismen. Die Anpassungen von Organismen an toxische Substanzen sind Veränderungen, welche sich nach kurzfristigen Einwirkungen des schädigenden Agens entwickeln, sie sind Eigenschaften, welche erworben werden und der herrschenden Lehre zufolge nicht auf die Nachkommen übergehen. Sonach bestünde kein thematischer Grund, hier auf vererbungstheoretische Probleme einzugehen. Es hat sich aber gezeigt, daß bei den Protisten die erworbene Giftfestigkeit durch mehrere aufeinanderfolgende Generationen fortbestehen kann, auch wenn das toxische Agens aus dem Milieu, in welchem die Protisten leben, eliminiert wird. Da dies im Widerspruch zur Doktrin steht, daß Beständigkeit und erbfeste Veränderlichkeit der Organismen nur durch zwei Kräfte, Vererbung und Mutation, regiert werden, ist man einfach der Theorie zuliebe so vorgegangen, daß man, soweit das möglich war, die Anpassung zu leugnen und als natürliche Auslese präexistenter Mutanten zu deuten bestrebt war. Dieser Exkurs auf genetisches Gebiet sollte zur Orientierung des Lesers vorausgeschickt werden; genauere Angaben und Erörterungen seien dem zweiten Teil dieser Abhandlung vorbehalten.

I. Gewöhnungsphänomene an höher entwickelten Organismen.

Wenn man von „Gewöhnung" spricht, denkt man fast zwangsläufig in erster Linie an den Morphinismus. Tatsächlich ist die beim Morphinismus (resp. beim Opiumabusus) zutage tretende Gewöhnung wohl die am längsten bekannte und auf alle Fälle die, welche die Forschung auf dem Gebiete der Gewöhnung am stärksten angeregt hat. Eine „Gewöhnung" liegt z. B. dann vor, wenn sich hochgradige Morphinisten ein vielfaches der für normale Menschen tödlichen Morphinmenge zuführen können, ohne unmittelbaren körperlichen Schaden zu nehmen; ja die für Morphin typischen somatischen Wirkungen brauchen nicht einmal angedeutet aufzutreten. Der Morphinist regelt seine Morphinzufuhr so, daß die als psychisch angenehm empfundenen Wirkungen — bei deren Fehlen das Leben für ihn nicht mehr lebenswert scheint — gerade in gewünschter Stärke vorhanden sind. Dabei treten eventuell die für Morphin charakteristischen und therapeutisch verwendeten somatischen Wirkungen, wie die analgesierende Wirkung, die atmungsverlangsamende und hustenstillende Wirkung und die ruhigstellende Wirkung auf den Magendarmtrakt nicht oder doch nur wenig in Erscheinung, obwohl sie beim normalen Menschen schon in viel geringerer Dosierung stark ausgeprägt wären. Für diese letzteren Wirkungen besteht eben „Gewöhnung", worunter wir mit JOEL 1923 den Zustand verstehen wollen, daß zum Auslösen eines bestimmten Effektes eine größere Dosis erforderlich ist als normalerweise. Die im Zustand des Gewöhntseins zur Auslösung einer Wirkung erforderliche Dosis kann eventuell so hoch sein, daß die betreffende Wirkung praktisch gar nicht mehr erhalten werden kann. Dieser Fall besteht dann, wenn der Organismus schon als Folge einer anderen, durch eine geringere Dosis hervorgebrachten Wirkung zugrunde gehen würde.

Etwas ganz anderes als die eben beschriebene „Gewöhnung" ist die sogenannte „Sucht", worunter ein pathologisch gesteigertes Bedürfnis nach einer erwünschten Wirkung verstanden wird, einer Wirkung, die meistens an psychischen Funktionen sich geltend macht. *Gewöhnung* und *Sucht* sind demnach ganz verschiedene Dinge, ja sie haben nicht einmal unbedingt Beziehungen zueinander. Es gibt Zustände von hochgradiger Sucht bei gleichzeitig hochgradiger allgemeiner Gewöhnung (wie beispielsweise den Morphinismus), Zustände von hochgradiger Sucht mit nur geringgradiger allgemeiner Gewöhnung (wie beispielsweise den

Cocainismus) und Zustände von Sucht ohne nachweisbare Gewöhnung (wie beispielsweise die Haschischsucht; siehe STRINGARIS 1939); umgekehrt gibt es genügend Beispiele für Stoffe, die das Phänomen der Gewöhnung zeigen ohne gleichzeitig süchtig zu machen (Coffein, Histamin u. a.)

Unterschied zwischen Tachyphylaxie und Gewöhnung.

In der Einleitung ist bereits einigermaßen klargestellt worden, daß unter Gewöhnung prinzipiell „verminderte Empfindlichkeit" zu verstehen ist. In der Literatur wird innerhalb dieses Oberbegriffes — allerdings bisher nicht durchwegs streng — weiter unterschieden zwischen der sogenannten *Tachyphylaxie* und der eigentlichen *Gewöhnung*. Als *Tachyphylaxie* wird eine Empfindlichkeitsabnahme bezeichnet, die sich innert ganz kurzer Zeit — eventuell innerhalb von wenigen Minuten — entwickelt. Nach der Geschwindigkeit ihres Entstehens könnte man versucht sein, sie mit der akuten Desensibilisierung, wie sie beispielsweise im Anaphylaxieversuch auftritt, in eine Reihe zu stellen. Sie unterscheidet sich aber durch einige prinzipielle Besonderheiten von einer Desensibilisierung im immunologischen Sinne. So z. B. dadurch, daß ein Organismus gegen einen Stoff Tachyphylaxie zeigen kann, obwohl er offensichtlich zum erstenmal mit dem betreffenden Stoff in Berührung kommt. Eine erstmalige Einwirkung nämlich darf man annehmen, wenn ein synthetischer Stoff wie z. B. der 1-methyl-4-phenyl-piperidin-4-carbonsäureaethylester (Dolantin) am Hunde tachyphylaktisch wirkt (STRIDE-MAN and JOHNSON 1948). Dann unterscheiden sich Tachyphylaxie und immunologische Desensibilisierung weiterhin darin, daß mit den meisten der bisher bekannten tachyphylaktischen Stoffe keine Sensibilisierung im immunologischen Sinne zu erzielen ist. Und ein dritter wesentlicher Unterschied schließlich besteht darin, daß bei der Tachyphylaxie der Zustand der verminderten Empfindlichkeit nur kurze Zeit — meist nur wenige Stunden — anhält. Zum Unterschied von dieser „akuten Gewöhnung" oder Tachyphylaxie[1] wird dann in der Literatur als *Gewöhnung* bezeichnet die Form von verminderter Empfindlichkeit, die sich — wie die bekannte Gewöhnung an Rauschgifte — erst *allmählich*, im Verlaufe von wiederholter, regelmäßiger Zufuhr entwickelt.

Nach unseren bisherigen Ausführungen unterscheiden sich Tachyphylaxie und Gewöhnung eigentlich nur in der für ihre Ausbildung erforderlichen Zeit. Es scheint somit eine Ermessensfrage, ob man in einem konkreten Falle noch von Tachyphylaxie oder schon von Gewöhnung sprechen will und vice versa. Tatsächlich aber bestehen zwischen beiden prinzipielle Unterschiede, weshalb wir beide Phänomene gesondert

---

[1] Wir werden uns im folgenden der klareren Unterscheidung wegen an das Wort „Tachyphylaxie" halten.

besprechen wollen. Bei der Tachyphylaxie nämlich werden charakteristischerweise die für die betreffende Wirkung verantwortlichen Angriffspunkte vom Wirkstoff selbst besetzt gehalten, eine Situation, die andererseits für die Gewöhnung nicht erforderlich ist. Wir glauben, daß gerade durch eine diesbezügliche Gegenüberstellung von Tachyphylaxie und Gewöhnung die Gewöhnungserscheinungen gesamthaft verstanden werden können.

Tachyphylaxie.

Beschreibung des Phänomens.

Im Jahre 1911 haben CHAMPY und GLEY gezeigt, daß eine zweite Dosis eines sonst stark wirksamen Stoffes wirkungslos sein kann, wenn sie sehr kurze Zeit nach der ersten Dosis verabreicht wird. Wenn sie z. B. einem Kaninchen einen Extrakt aus Corpora lutea von Rindern intravenös injizierten in einer Dosis, die deutlich toxisch wirkte durch akute allgemeine Vasodilatation, so ertrug das gleiche Tier eine Viertelstunde später — nachdem die Wirkung der ersten anscheinend bereits abgeklungen war — eine zweite, vielfach stärkere Dosis anscheinend symptomlos. Sie gaben diesem Phänomen den Namen „Tachyphylaxie".

In der Folge wurde von verschiedenen Seiten über ähnliche Erscheinungen berichtet, die zum Teil mit anderen Stoffen und zum Teil auch an anderen Objekten erhalten worden waren. So erwähnten CUSHNY 1913, BUCHER 1944, daß die verlangsamende Wirkung einer intravenösen Injektion von Morphin auf die Atmungsfrequenz schwächer und schwächer wird und schließlich ganz verschwindet, wenn die betreffenden Dosen in kurzen Abständen hintereinander verabfolgt werden; Kaninchen konnten auf diese Weise innert etwa 20 Minuten so morphinresistent gemacht werden, daß ohne weiteres Morphinmengen ertragen wurden, von denen normalerweise der zehnte Teil schon zum exitus der Tiere genügt hätte. KOCHMANN 1921 setzte der Ventrikelflüssigkeit isoliert schlagender Herzen von überwinterten Temporarien Cocain zu bis zu einer Konzentration von n/1500. Bei dieser Konzentration trat gerade eine deutlich depressive Wirkung auf, bestehend in Frequenzverlangsamung und Amplitudenverminderung. Von dieser Wirkung erholten sich die Herzen nach einer gewissen Zeit spontan wieder, ohne daß die Ventrikelflüssigkeit gewechselt worden wäre. Erneute Zugabe von Cocain in diesem Moment hatte nicht mehr die gleich starke Wirkung wie vorher. KOCHMANN selbst hat dieses „Erholungsphänomen" analysiert und gefunden, daß es zum Teil auf eine partielle Zerstörung des Cocains zurückzuführen sei, zum Teil aber auch auf akute Resistenzentwicklung des Herzens. Als Ursache für diese letztere diskutiert er die Möglichkeit, daß die Angriffspunkte des Cocains von den unwirksamen Abbauprodukten des Cocains besetzt gehalten würden, und daß deshalb die Wirkung der zweiten Cocainzugabe schwächer sei. 1926 haben CHEN und MEEK an Hunden festgestellt, daß die blutdrucksteigernde Wirkung des Ephedrins (ca. 0,003 g/kg) bei wiederholter intravenöser Applikation rasch abnimmt. Die tachyphylaktischen Eigenschaften des Ephedrins und auch anderer sympathikomimetischer Phenylalkylamine sind später an verschiedenen Versuchsobjekten wiederholt bestätigt worden (CHEN 1928; SCHAUMANN 1931; KIESE 1935; BURN 1946 u. a.), wie überhaupt zu sagen ist, daß das Ephedrin in der Folge zum Studium der die Tachyphylaxie betreffenden Fragen bevorzugt verwendet wurde. 1928 stellten SCHMIDT und LIVINGSTON (1928 und 1933) fest, daß die akute Blutdrucksenkung, die an Hunden oder Katzen auf eine intravenöse Morphininjektion von beispielsweise 0,001 g/kg normalerweise auftritt, nicht mehr zu erhalten ist, wenn vorgängig je im Abstand von ca. 20 Minuten schon mindestens zwei solche Injektionen verabfolgt worden waren. Sogar massive Dosen (bis zu 0,05 Gramm pro Kilogramm) waren dann nicht mehr imstande, eine Blutdrucksenkung hervorzurufen. Die Verfasser bezeichneten dieses Phänomen als „acute tolerance“ (akute Gewöhnung). Nach STRAUB und SCHILD 1933 soll auch die hemmende Wirkung des Morphins auf die Dickdarmperistaltik des Meerschweinchens Tachyphylaxie zeigen.

Auch von vielen anderen Stoffen ist beschrieben worden, daß einige ihrer Wirkungen schwächer werden, wenn man sie in kurzen Zeitintervallen reproduzieren will; die Begleitumstände lassen vermuten, daß es sich auch bei diesen Formen von Wirkungsabschwächung um das handelt, was wir als Tachyphylaxie bezeichnen. So haben EICHLER und KILLIAN 1931 beschrieben, daß an Kaninchen bei wiederholter Injektion von Histamin die resultierenden toxischen Effekte immer schwächer werden. Von der blutdrucksteigernden Wirkung des Nikotins an der Katze ist offenbar dasselbe zu sagen (DIXON und LEE 1912). Bei Polyvinylpyrrolidon (Periston), das beim Hunde interessanterweise einen schockähnlichen Zustand verursachen kann, ist eine rasch auf die erste Injektion folgende Zweitinjektion bedeutend harmloser. (LOUBATIÈRES 1948). Die Cyclohexenyl-aethyl-barbitursäure, die bei erstmaliger Applikation an Hunden deutlich antidiuretisch wirkt, soll bei der zweiten Gabe unwirksam sein, wenn diese genügend schnell auf die erste folgt, d. h. so schnell, daß man annehmen muß, daß die erste Dosis vom Organismus noch nicht eliminiert ist (BONSMANN 1933). BONSMANN hat auch festgestellt, daß sich Stoffe von ähnlicher chemischer Konstitution und von ähnlichem pharmakologischen Wirkungstypus hinsichtlich der tachyphylaktischen Wirksamkeit vertreten können; so z. B. war nach einer Erstinjektion von Cyclohexenyl-aethyl-barbitursäure eine nachfolgende Injektion von Phenyl-aethyl-barbitursäure antidiuretisch unwirksam. Auf solche gegenseitige Vertretbarkeit, die man etwa als „unspezifische Tachyphylaxie“ bezeichnen könnte, wurde auch von verschiedenen anderen Autoren hingewiesen, so von GAISBÖCK 1911 für die cholinergischen Stoffe Pilokarpin und Muskarin, und dann vor allem von EICHLER 1937 für die tachyphylaktischen Phenylalkylamine. Daß auch angeblich körpereigene Wirkstoffe, wie beispielsweise die Adenosintriphosphorsäure, tachyphylaktisch wirken können, ist kürzlich von EMMELIN und FELDBERG 1948 für deren blutdrucksteigernde Wirkung an der Katze gezeigt worden.

Wie man aus den oben angeführten Daten ersehen mag, ist das Phänomen der Tachyphylaxie schon etwa innerhalb einer Viertelstunde zu erhalten. Es klingt, wenn es nicht durch periodische und schnell sich folgende Reinjektionen des tachyphylaktischen Stoffes unterhalten wird, im allgemeinen etwa innerhalb 4 bis 24 Stunden ab. EICHLER 1937, der an der Katze für die Kreislaufwirkung des β-(p-oxyphenyl)-isopropyl-methylamins (Veritol) diese „Abklingzeit" genau zu bestimmen versucht hat, fand hierfür einen Wert von ca. 5 Stunden.

Wenn wir zusammenfassend den Begriff der Tachyphylaxie kurz formulieren wollten, so würden wir sagen: Wenn nach wenigen, in kurzen Zeitabständen wiederholten Injektionen die Wirkung des injizierten — oder eines ähnlich wirkenden — Stoffes schwächer wird, obwohl die Wirkung der vorangegangenen Injektion anscheinend abgeklungen ist, so bezeichnen wir das als Tachyphylaxie.

Wirkungsmechanismus.

Der Mechanismus der Tachyphylaxie wird heute von der Mehrzahl der Forscher in der sogenannten „Rezeptorblockade" gesehen. Man nimmt an, daß von der vorangegangenen Injektion her die Angriffspunkte oder Rezeptoren, die für die Wirkung des betreffenden Stoffes zuständig sind, im Zeitpunkt der Reinjektion noch zum Teil oder eventuell voll-ständig vom Stoff besetzt gehalten werden. Damit sind für die neu dazu-kommende Dosis gewissermaßen weniger oder gar keine Rezeptoren mehr verfügbar, und dementsprechend kann die neue Injektion nur abgeschwächte oder gar keine Wirkung mehr haben. Die Theorie ist in dieser Form zum erstenmal von SCHAUMANN 1931 angedeutet und später u. a. von GADDUM und KWIATKOWSKI 1938, dann von MALORNY und ORZECHOWSKI 1940, und neuerdings besonders von WINDER, ANDERSON und PARKE 1948 verfochten worden. Sie läßt sich durch folgende Befunde und Überlegungen stützen:

CURTIS 1929 fand, daß bei Katzen die Blutdrucksteigerung auf Adrenalin (5 Gamma pro Kilogramm i.-v.) nach einer intravenösen Verabreichung von 0,03 g/kg Ephedrin deutlich abgeschwächt war. Ähnliche Befunde von Wirkungsabschwächung des Adrenalins durch vorausgegangene Behandlung mit großen Dosen von Phenylalkylaminen sind seitdem von verschiedenen Autoren berichtet worden, so u. a. von REINITZ 1929, FINKLEMAN 1930, ORZECHOWSKI, GRONEMEYER und MALORNY 1940. Das Bemerkenswerte an solchen Befunden ist, daß ein körpereigener Wirk-stoff, wie das Adrenalin, der an sich in keiner Weise Tachyphylaxie macht und von dem es auch — wie GLEY 1911 betont hat — „unverständlich" wäre, wenn er tachyphylaktisch wirken würde, nach geeigneter Vorbehandlung mit Phenylalkylaminen unwirksam sein kann. Das Phänomen erklärt sich aber ohne Schwierigkeiten im Sinne der Theorie der Rezeptorblockade. Zwischen den Phenylalkylaminen und dem Adrenalin nämlich bestehen chemische und vor allem auch weitgehende funktionelle Ähnlichkeiten. Man darf daher annehmen, daß ihre Angriffspunkte im Organismus einander soweit ähnlich sein werden, daß z. B. der Rezeptor für ein bestimmtes Phenylalkylamin auch zum Adrenalin selbst gewisse Affinitäten hat und vice versa. Daher kann man sich gut vorstellen, daß große Dosen eines passenden Phenylalkylamins auch die Rezeptoren des Adrenalins mehr oder weniger besetzen werden. Dementsprechend aber muß dann Adrenalin weniger wirksam sein.

Die Theorie wird nun noch durch andere Versuche ähnlicher Art ganz wesentlich gestützt. WINDER und Mitarbeiter 1948 basieren ihre Überlegungen auf der Annahme, daß ganz allgemein die Wirkungszunahme eines Stoffes infolge Dosissteigerung auf einer natürlichen Variabilität der verantwortlichen Rezeptoren beruhe. Niedrige Konzentrationen eines Pharmakons würden also vorerst nur wenige, besonders avide Rezeptoren besetzen können. Danach müßte es möglich sein, durch Verabreichung kleiner Mengen eines geeigneten Phenylalkylamins gerade nur diese, wenig wirksamen Adrenalinrezeptoren besetzen zu können. Wenn dann in diesem Zeitpunkt Adrenalin selbst injiziert wird, so wird es ausschließlich für die große Menge der wirksamen Rezeptoren zur Verfügung stehen, da die zwar sehr aviden, aber weniger wirksamen, ja bereits mit dem vorher injizierten Phenylalkylamin abgesättigt sind. Das Adrenalin muß deshalb jetzt eine stärkere Wirkung entfalten, die eventuell sogar experimentell nachweisbar sein kann. Tatsächlich liegen verschiedene Befunde vor, die diese theoretische Überlegung als richtig erscheinen lassen. So haben REINITZ 1929, SCHAUMANN 1928, 1931 u. a. gezeigt, daß kleine Dosen von tachyphylaktisch wirksamen Phenylalkylaminen die Empfindlichkeit für Adrenalin steigern, während große Dosen sie umgekehrt herabsetzen. Diese scheinbar sich widersprechenden Befunde kann man sich bisher nur mit der Theorie der Rezeptorblockade befriedigend erklären.

Außerdem können noch verschiedene andere Befunde angeführt werden, die — wenn sie auch nicht so überzeugend sein mögen wie die obengenannten — doch auch dazu dienen können, die Theorie der Rezeptorblockade zu stützen. Wenn die Theorie richtig sein soll, dann muß in dem Zeitpunkt, wo die Injektion eines tachyphylaktischen Stoffes sich als wirkungslos erweist, der Stoff von der vorangegangenen Injektion her tatsächlich noch am Rezeptor sitzen, und zwar in unverändert aktiver Form. Anhaltspunkte darüber, ob dieses Postulat tatsächlich erfüllt ist, erhält man dadurch, daß man die Dosen und die Zeit ihrer Eingabe vergleicht mit dem Eliminationsvermögen des Organismus für den betreffenden Stoff. Und da ist z. B. bekannt (JACOBSEN und GAD 1940), daß vom tachyphylaktisch wirkenden β-phenylisopropylamin am Kaninchen 30 Minuten nach einer intravenösen Injektion noch mindestens 50% der Substanz als solche aus dem Organismus wiedergewonnen werden konnten. Wenn man noch die Verluste des Arbeitsprozesses an sich und insbesondere auch die Verluste berücksichtigt, die während der Zeit der Aufarbeitung eingetreten sein mögen, so muß man vermuten, daß in Wirklichkeit noch bedeutend mehr als 50% des Stoffes vorhanden gewesen sein dürften. Auch andere Bilanzen mit Phenylisopropylaminen (RICHTER 1938; BEYER und SKINNER 1940) deuten darauf hin, daß diese Stoffe — im Vergleich z. B. zu dem wirkungsähnlichen Adrenalin — relativ langsam eliminiert werden. Sie dürften daher, da die Tachyphylaxie sich ja innerhalb von wenigen Minuten entwickelt, im Zeitpunkt der unwirksamen Reinjektion tatsächlich zur Hauptsache noch im Organismus vorhanden sein. Daß das Verhältnis von Zufuhr und Elimination, mithin also recht eigentlich die Konzentration des im Organismus und damit am Rezeptor *anwesenden* Stoffes für die Tachyphylaxie entscheidend ist, geht auch aus Versuchen wie denen von McEWEN, HARRISON und IVY 1939, hervor. Diese Autoren haben für die blutdrucksteigernde Wirkung des Renins gezeigt, daß die Tachyphylaxie um so stärker ist, je schneller sich die einzelnen „tachyphylaktisierenden" Injektionen folgen. Und RIETSCHEL 1939 hat an Katzen für die blutdrucksteigernde Komponente des Ephedrins und des β-(p-oxyphenyl)-isopropylmethylamins eine ähnliche Dosenabhängigkeit festgestellt, indem die Tachyphylaxie um so deutlicher in Erscheinung trat, je größer die Dosen waren, die bei den einzelnen Injektionen verabfolgt wurden.

Es ist nun nicht anzunehmen, daß der tachyphylaktische Stoff im Moment der unwirksamen Reinjektion zwar im Organismus anwesend ist, aber nicht an seinem Rezeptor sitzt. Dies wäre — nach unseren heutigen Vorstellungen über Rezeptoren (vide CLARK 1937) — nur denkbar, wenn entweder der Stoff oder dann der Rezeptor verändert wäre. Daß das erstere nicht zutrifft, haben wir bereits oben erwähnt (Lit. JACOBSEN). Daß aber auch der Rezeptor unverändert sein dürfte, darf man auf Grund von Versuchen wie denen von REINITZ 1929, ORZECHOWSKI, GRONEMEYER und MALORNY 1940 vermuten. Diese Autoren haben die Tachyphylaxie, die sie an isolierten Organen in vitro erzeugt hatten (durch Ephedrin bzw. durch β-(p-oxyphenyl)-isopropylmethylamin am Kaninchenuterus bzw. Kaninchendarm), durch bloßes Auswachsen sofort wieder zum Verschwinden bringen können, d. h. es bestand dann wieder normale Empfindlichkeit für eine neue Zugabe eines sympathicomimetischen Stoffes. Die Rezeptoren konnten demnach durch die Stoffe nicht verändert worden sein. Die genannten Versuche sind gleichzeitig auch ein weiterer Beleg dafür, daß die Tachyphylaxie unbedingt an die Anwesenheit des tachyphylaktisierenden Stoffes gebunden ist.

Zum Schluß möchten wir noch auf eine charakteristische Besonderheit der Tachyphylaxie aufmerksam machen: Für die Tachyphylaxie ist es — wie eingangs erwähnt — typisch, daß die Injektion eines Stoffes ohne sichtbare Wirkung bleibt, *obwohl* die manifeste Wirkung der vorangegangenen Injektion anscheinend vollständig abgeklungen ist. Wir haben damit die Situation, daß keine manifeste Wirkung besteht, obwohl nachweislich (siehe oben) der zugeführte Stoff in unveränderter Form an den, ebenfalls unveränderten, Rezeptoren sitzt. Wir glauben, daß man diese Situation nur so deuten kann, daß der Organismus *irgendeine*, zweckmäßige *Gegenregulation* betätigt hat. Diese Deutung scheint — biologisch gedacht — ohne weiteres verständlich, denn die manifeste

Wirkung des zugeführten Stoffes bedeutet für die fein eingestellten Gleichgewichte des Organismus eine Störung, die kompensiert werden muß. Man wird nun weiterhin annehmen dürfen, daß die wirksame Gegenregulation vom Organismus solange betätigt wird, als die Rezeptoren vom zugeführten Stoff besetzt sind. Denn solange würde es ohne diese Gegenregulation zur manifesten Wirkung des Stoffes kommen. Wir glauben, daß diese Auffassung für das Verständnis der eigentlichen Gewöhnung von prinzipieller Wichtigkeit ist.

Gewöhnung.

Ausbildung der Gewöhnung.

Die Zeit, während der ein Stoff wiederholt verabreicht werden muß, damit sich echte Gewöhnung entwickelt, beläuft sich — im Gegensatz zur Tachyphylaxie — nicht auf Minuten bis Stunden, sondern auf Tage bis Wochen, eventuell Monate. Präzisere Angaben, die gleichzeitig generelle Gültigkeit hätten, können leider nicht gemacht werden, da die Ausbildung einer Gewöhnung von verschiedenen Faktoren abhängig ist, so u. a. vom Stoff, von der Tierspezies, von der Wirkung, an der die Gewöhnung beurteilt wird u. a. m. Für Einzelbeispiele allerdings sind detaillierte Angaben prinzipiell möglich und sind zum Teil auch gemacht worden, so z. B. von MYERS 1918, 1925 für die Gewöhnung des Kaninchens an die diuretisierende Wirkung des Coffeins und von GRUBER und KEYSER 1946 für die Gewöhnung des Hundes an die hypnotische Wirkung der Butyl-aethyl-barbitursäure. Beide Autoren sind im Prinzip gleichermaßen vorgegangen und haben die Entwicklung der Gewöhnung von der ersten Injektion an bis zu deren maximalen Ausbildung verfolgt. Diese war mit dem Coffein nach etwa vier Monaten erhalten, wohingegen sie beim Barbitursäurederivat schon nach etwa vier Tagen maximal vorhanden war. Was für diese beiden Einzelbeispiele genau festgelegt ist, entspricht durchaus dem allgemeinen Eindruck, den man beim Durcharbeiten der einschlägigen Literatur über die Geschwindigkeit der Gewöhnungsentwicklung erhält. Danach scheint es, daß — allgemein gesprochen — die Ausbildung einer Gewöhnung an Barbiturate und an Nikotin nur relativ kurze Zeit erfordert, während sich die Gewöhnung an Alkohol, an Coffein und auch an Morphin erst innerhalb einer längeren Zeit entwickelt.

Über die mögliche Bedeutung der Periodizität der Zufuhr für die Ausbildung einer Gewöhnung möchten wir uns auf Grund des nur spärlich vorliegenden Vergleichsmaterials nicht näher äußern. Sie scheint jedenfalls nicht groß zu sein.

Wichtiger hingegen ist die Frage nach der *Größe der Dosen,* die verabreicht werden sollen, damit die Gewöhnung möglichst stark sei bzw. möglichst rasch sich ausbilde. Der allgemeine Eindruck hierüber ist derselbe wie bei der Tachyphylaxie, indem nämlich eine Gewöhnung sich im allgemeinen um so schneller entwickelt, je größer die zugeführten Einzeldosen sind. TATUM, SEEVERS und COLLINS 1929 zum Beispiel haben festgestellt, daß sich Hunde an die zentral-depressiven Wirkungen des

Morphins schneller gewöhnen, wenn progressiv größere Dosen verabreicht werden, als wenn die initiale Dosis unverändert weiter verabreicht wird. SCHMIDT und LIVINGSTON 1933 berichten über ähnliche Erfahrungen. EDMUNDS 1909 konnte einen Hund durch Verabreichung kleiner Dosen nicht an Nikotin gewöhnen, erhielt aber Gewöhnung, nachdem er die Dosen gesteigert hatte. SEMURA 1934 gibt an, daß Hühnerfibroblasten in der Zellkultur desto schneller an die wachstumshemmende Wirkung des Morphins gewöhnt werden konnten, je höher die Morphinkonzentrationen waren, mit denen sie behandelt wurden.

Wenn wir gerade von der Größe der zu verabreichenden Dosen sprechen, möchten wir gleich auch noch auf etwas anderes hinweisen, das uns in theoretischer und praktischer Hinsicht interessant erscheint: Wenn Gewöhnung sich entwickeln soll, so genügt es nicht, daß der Stoff im Organismus einfach anwesend ist, sondern er muß mit dem Organismus auch in Reaktion treten, d.h. an Rezeptoren verankert werden und eine Wirkung entfalten. Die Richtigkeit dieser Behauptung wird besonders demonstrativ durch Untersuchungen belegt, die der eine von uns (BUCHER 1949) kürzlich durchgeführt hat.

BUCHER beurteilte in seinen Experimenten den Bronchospasmus, den Meerschweinchen dann bekommen, wenn sie einem Histaminaerosol ausgesetzt werden (Methode KALLOS und PAGEL 1937). Er bestimmte bei allen Tieren die Zeit, die bis zum Auftreten einer deutlichen Dyspnoe definierter Stärke verstreicht, erstens bei Versuchsbeginn und zweitens 10 Tage später, bei Versuchsende. Die Tiere waren in drei gleiche Gruppen eingeteilt, die sich wie folgt unterschieden: Die erste Gruppe wurde in der Zwischenzeit (Tag 1—10) täglich einmal einem Histaminaerosol ausgesetzt, jeweils solange, bis die besagte starke Dyspnoe auftrat. Die zweite Gruppe kam ebenfalls einmal täglich ins Histaminaerosol, dem aber in diesem Falle gleichzeitig ein Histaminantagonist (Pyribenzamin; MAYER und Mitarbeiter 1945) zugesetzt war, in einer Konzentration, die das Auftreten jeglicher bronchospastischen Erscheinungen verhinderte. Die Tiere ertrugen deshalb diese Prozedur ohne äußerlich erkennbare Wirkung; die Expositionsdauer wurde gleichgehalten wie für die erste Gruppe. Die dritte Gruppe endlich diente als Kontrolle, d. h. die betreffenden Tiere erhielten in der Zwischenzeit nichts. Es zeigte sich nun, daß die Histaminempfindlichkeit der dritten Gruppe (Kontrollen) während der 10 Tage nicht verändert worden war, die der zweiten Gruppe ebenfalls nicht, während sich bei der ersten Gruppe gegen Histamin eine deutliche, statistisch gesicherte ‚Gewöhnung' entwickelt hatte. Soweit wir das heute beurteilen können, dürfen wir annehmen, daß der einzig zählbare Unterschied zwischen der ersten und der zweiten Gruppe darin bestand, daß im letzteren Falle das Histamin infolge der Anwesenheit des Pyribenzamins nicht an die Rezeptoren seiner Erfolgsorgane in den Bronchien gelangen und somit keine Wirkung entfalten konnte. Im übrigen dürfte es in beiden Fällen gleichermaßen in den Organismus gelangt sein. Die theoretische Bedeutung solcher Untersuchungen liegt unseres Erachtens in erster Linie darin, daß damit das ganze Problem der Gewöhnung von der ehedem rein stofflich-chemischen auf eine funktionell-biologische Betrachtungsweise verlagert wird, mit andern Worten, daß der effektiven *Wirkung* der Stoffe bei der Ausbildung der Gewöhnung eine wichtige Rolle zukommt. Die unmittelbare praktische Konsequenz der Untersuchungen ist die, daß es ein wenig aussichtsreiches Unterfangen sein dürfte, zu versuchen, mit hohen — nur bei gleichzeitiger Anwesenheit eines Antihistaminikums relativ ungefährlichen — Dosen von Histamin eine stärkere oder schnellere Gewöhnung an Histamin zu forcieren.

Wenn wir oben ausgeführt haben, daß eine Gewöhnung sich um so schneller entwickelt, je größer die verabreichten Einzeldosen sind, so entspricht das der allgemeinen Erfahrung; hingegen ist der beliebigen Beschleunigung einer Gewöhnungsentwicklung auf diesem Wege auch wieder eine natürliche Grenze gesetzt. Die verabreichten Dosen nämlich dürfen nicht so hoch sein, — oder wenigstens nicht zu wiederholten Malen so hoch sein —, daß es zu sehr starken Wirkungen kommt. Besonders hochgradige toxische Nebenwirkungen infolge zu hoher Dosierung sind der Entwicklung einer Gewöhnung nicht förderlich. Ja es kann sogar eine bereits bestehende Gewöhnung dadurch eventuell rückgängig gemacht werden, unter Umständen sogar einer Empfindlichkeits*steigerung* Platz machen. Solche Fälle sind verschiedentlich beschrieben worden, so z. B. von Schmidt und Livingston 1933 für Morphin, dann auch — und zwar besonders häufig — für Barbiturate (Seevers und Tatum 1931; Carmichael und Posey 1933; Gruber und Keyser 1946). Selye 1937 hat in seinen Experimenten diesen Zustand als ein eigenes Stadium gekennzeichnet, als das der „Erschöpfung". Der Allgemeinzustand der Tiere ist dabei schlecht. Diese Tatsache des möglichen Rückganges der Gewöhnung durch toxische Dosen scheint uns in theoretischer Hinsicht aus zwei Gründen bemerkenswert. Erstens spricht es gegen die von gewisser Seite (Amsler 1931; Starkenstein 1932) vertretene Ansicht, daß Gewöhnung eine chronische Vergiftung sei; vielmehr deutet es zweitens gerade umgekehrt darauf hin, daß der Zustand der Gewöhnung auf einer aktiven *Leistung* des Organismus beruht.

Dauer der Gewöhnung.

Eine Gewöhnung hält im allgemeinen solange an, als der gewöhnbare Stoff dem Organismus immer wieder zugeführt wird. Es fragt sich nun, wie lange die Intervalle zwischen den einzelnen Verabreichungen sein dürfen, damit die Gewöhnung sich nicht zurückbildet. Die Beantwortung dieser Frage wird gleichzeitig auch Aufschluß darüber geben können, wie lange eine bestehende Gewöhnung noch anhält, wenn der gewöhnbare Stoff nicht mehr weiter zugeführt wird. Es wird nicht verwundern, daß die Angaben der Literatur hierüber je nach Fall variieren. Von der Morphingewöhnung des Menschen wird angegeben, daß sie nach Absetzen der Morphinzufuhr innerhalb von etwa 10 Tagen sich zurückbilde (Light 1931). Für die Morphingewöhnungen des Tierexperimentes schwanken die Zeitangaben je nach der Tierart und beurteilten Wirkung zwischen 2 und 30 Tagen. So geben z. B. Joel und Ettinger 1926 für die narkotische Wirkung an Ratten 30 Tage an, Cloetta 1903 allerdings fand hierfür nur 2 Tage; Matschulan 1937 fand für die analgesierende Wirkung am Meerschweinchen mindestens 12 Tage, Bonsman 1930 für den antidiuretischen Effekt an Hunden ca. 7 Tage, und ebenfalls von Hunden berichten Eddy und Reid 1934, daß die Gewöhnung an den narkotischen Effekt innerhalb 48 Stunden zwar bereits etwas zurückgegangen war, aber bei weitem nicht etwa vollständig abgeklungen war. Die Gewöhnung an Coffein (beurteilt an der diuretischen Wirkung am Menschen) bildet sich nach Eddy und Downs 1928 innerhalb von etwa 2 Monaten vollständig zurück. Die Rückbildungszeit für Alkoholgewöhnung beträgt nach Ahlquist und Dille 1940 für das Kaninchen 6—12 Tage, nach Newman und Card 1937 für den Hund hingegen bis zu 7 Monaten. Die Barbituratgewöhnung scheint nach den Angaben von Mehner 1926 für den Menschen beim Sistieren weiterer Zufuhr nur wenige Tage anzuhalten; an Ratten ist sie nach den Untersuchungen von Moir 1937 spätestens nach 2 Wochen abgeklungen. Als wichtigstes Ergebnis solcher Untersuchungen möchten wir festhalten, daß zur Rückbildung einer Gewöhnung — im Gegensatz zur Tachyphylaxie — nicht nur einige Stunden, sondern mindestens einige Tage benötigt werden.

Wenn die Intervalle zwischen den einzelnen Verabreichungen nicht größer sind, als eben für bestimmte Beispiele angegeben wurde, dann wird eine Gewöhnung fast beliebig lange weiterbestehen können. Sie wird in ihrer Stärke zwar gewisse Schwankungen aufweisen, da sie durch verschiedene Faktoren modifiziert werden kann. So kann z. B. zunehmendes Alter den Grad einer Gewöhnung verringern, wie Diller 1929 für die Nikotingewöhnung des Menschen und Behrend und Thienes 1933 für die Nikotingewöhnung von Ratten beschrieben haben. Außerdem kann die Gewöhnung zurückgehen, wenn — wie im vorangegangenen Abschnitt ausgeführt wurde — die verabreichten Dosen so groß sind, daß sie schwere toxische Allgemeinwirkungen hervorrufen.

Wenn man nun überlegt, daß einerseits das Abklingen einer Gewöhnung im Minimum doch immerhin einige Tage erfordert, und daß andererseits Stoffe, wie Nikotin, Coffein, Alkohol, Cocain, nach 24 Stunden fast völlig aus dem Organismus eliminiert sein dürften, dann scheint es schon a priori wenig wahrscheinlich, daß die Gewöhnung auf Rezeptorblockade beruhen könnte. Immerhin möchten wir diese Möglichkeit kurz diskutieren, denn es wäre ja an und für sich denkbar, daß ein Stoff bei chronischer täglicher Verabreichung sich im Organismus allmählich so hochgradig anhäufen könnte, daß zu seiner Elimination wesentlich längere Zeit benötigt würde. Daß die Rezeptorblockade aber als Erklärung für eine Gewöhnung tatsächlich *nicht* in Frage kommt, kann durch verschiedene Überlegungen und Befunde dargetan werden. So konnten z. B. Simon und Eddy 1935 an Ratten auch dann noch eine gewisse Gewöhnung für die zentraldepressiven Morphinwirkungen hervorrufen, wenn sie den Tieren das Morphin nur einmal pro Woche verabfolgten. Auch wenn man für Morphin nur eine geringe Eliminationsgeschwindigkeit zugesteht, so ist doch anzunehmen, daß in den Versuchen von SIMON und EDDY die Ratten bei jeder neuen Injektion sozusagen morphinfrei gewesen sein dürften. Weiterhin liegen von PLANT und PIERCE 1933 exakte Bilanzen über den Morphingehalt morphingewöhnter Hunde vor, die zeigen, daß schon 4 Stunden nach der letzten Dosis im gesamten Organismus Morphin nur noch in einer Menge gefunden werden konnte, die etwa 20% eben dieser letzten Dosis entsprach. Wenn man dem gegenüberstellt, daß — wie wir oben gesehen haben — die Morphingewöhnung am Hund doch immerhin bis zu etwa 7 Tagen nach der letzten Dosis anhält, so ist damit wiederum das Ungenügen der „Rezeptorblockade" als Erklärung der Gewöhnung belegt. Fast noch überzeugender führt ein weiterer Befund der eben genannten Autoren zum gleichen Schluß. Es konnte nämlich bei der Aufarbeitung der Hunde ein ungefähr gleicher Prozentsatz einer zugeführten Morphindosis wiedergefunden werden, ob die Tiere nun gewöhnt waren oder nicht. Das zeigt, daß, trotz dem während der langen Gewöhnungsperiode wiederholt zugeführten Morphin eine nennenswerte Anreicherung des Stoffes im Organismus nicht stattgefunden haben dürfte.

In der Literatur finden sich auch noch andere Angaben, die geeignet sind, zu belegen, daß die Gewöhnung nicht mit einer Rezeptorblockade erklärt werden kann. Wir denken dabei an Befunde wie die, welche LEVY und CAHEN 1933 mit morphingewöhnten Meerschweinchen erhalten haben, und FARMER 1939 mit histamingewöhnten Meerschweinchen erhalten zu haben glaubt. Diese Autoren haben isolierte Stückchen Darm bzw. Uterus ihrer gewöhnten Tiere in vitro untersucht. Dabei zeigte sich, daß die Empfindlichkeit der Präparate auf Morphin, bzw. Histamin im Vergleich zu der von normalen Darmstückchen vermindert war. Es bestand demnach noch ein gewisser Grad von Gewöhnung, trotzdem durch die Badeflüssigkeit das vordem allenfalls vorhanden gewesene Morphin, bzw. Histamin aus den Darmstückchen ausgewaschen worden sein dürfte, mithin also die Rezeptoren keinesfalls mehr besetzt gewesen sein dürften. Gleichzeitig ist mit diesen Untersuchungen, per exclusionem, gezeigt, daß die Gewöhnung eine erworbene Eigenschaft des Organismus selbst ist.

Die Befunde von LEVY und CAHEN, bzw. von FARMER enthalten aber auch noch ein anderes Moment, das uns der Erwähnung wert scheint: Obwohl die Gewöhnung durch entsprechende Behandlung des ganzen Organismus erhalten worden ist, braucht ihr Nachweis nicht an die Intaktheit des Organismus gebunden zu sein. Schon einzelne Organe allein, ja sogar einzelne Zellen eines Organismus können Träger von Gewöhnungseigenschaften sein. Vielfach ist es ja auch gelungen, isolierte Warmblüterzellen in der Gewebekultur an gewisse Stoffe zu gewöhnen. (SEMURA 1934; SAITO 1937; SASAKI 1938 u. a.)

Gewöhnbare Stoffe.

Einige Gewöhnungen, die zu kennen für den Praktiker einigermaßen wichtig ist, sollen im folgenden ausführlich besprochen werden. Es sind dies die Gewöhnung an die zu Rauschzwecken verwendeten Morphinderivate und das Cocain, die Gewöhnung an die zentral lähmenden Stoffe Alkohol und Barbitursäurederivate, die Gewöhnung an die Genußmittel Coffein und Nikotin, und schließlich die Gewöhnung an Histamin und einige andere Stoffe.

Die Gewöhnung an Morphin.

Die Morphingewöhnung darf — wie in der Einleitung vermerkt wurde — als das Gewöhnungsbeispiel par excellence bezeichnet werden. Sie ist dementsprechend auch am ausgedehntesten experimentell bearbeitet worden. Trotzdem möchten wir in diesem Kapitel darüber nur das berichten, was erstens von unmittelbar praktischer Bedeutung ist, und was zweitens insbesondere für die Analyse des Wirkungsmechanismus wichtig ist, wie ja auch der Hauptzweck unserer Ausführungen im gesamten darin besteht, Einblick in die den Gewöhnungsphänomenen zugrunde liegenden Mechanismen zu erhalten. Im übrigen ist der spezielle Fall der Morphingewöhnung, wie auch der Gewöhnung an Morphinderivate und an andere Opiumalkaloide, extensiv behandelt in der Monographie von KRUEGER, EDDY und SUMWALT 1941.

Der Mensch, der zum ersten Male Morphin injiziert erhält, hat in der Regel die eigenartigen euphorisierenden Sensationen, die Anlaß zur Sucht geben, noch nicht. Dazu bedarf es im allgemeinen — bei allerdings starken individuellen Verschiedenheiten — wiederholter Morphinzufuhr innerhalb von Wochen bis Monaten. Die Morphin-Euphorie scheint demnach bereits ein Ausdruck irgendwelcher Gewöhnungsphänomene zu sein. Man könnte sich denken, daß sich Gewöhnung ausgebildet hätte an gewisse Morphinwirkungen, die normalerweise das Manifestwerden der, an sich schon immer vorhandenen aber überdeckten, euphorisierenden Wirkungen verhindert, bzw. gehemmt hätten. Eine solche Interpretation hat zur Voraussetzung, daß die Gewöhnung an verschiedene Morphinwirkungen verschieden stark sein müßte; die Hemmwirkungen müßten jedenfalls stärker gewöhnt sein als die euphorisierenden. Nun trifft es tatsächlich zu, daß gewisse Morphinwirkungen verschieden leicht gewöhnbar sind (siehe spezielles Kapitel, Seite 43 ff.). Die diesbezügliche Reihenfolge dürfte etwa lauten:

1. Zentral-lähmende Wirkung (wahrscheinlich inkl. analgesierende Wirkung);
2. Atmungsverlangsamende und hustenstillende Wirkung;
3. Ruhigstellende Wirkung auf den Magendarmtrakt;
4. Pulsverlangsamende Wirkung, Brechwirkung, euphorisierende Wirkung.

Wir möchten freilich zu dieser Skala bemerken, daß sie nur die sechs genannten Wirkungen einigermaßen umfaßt, d. h. andere Morphinwirkungen dürften sich irgendwo zwischendrin klassieren; ebenso muß betont werden, daß die Unterschiede zwischen den einzelnen Wirkungsgruppen 1—4 verschieden groß sind. Im Einklang mit der Auffassung, daß einerseits der Morphinist die Morphinzufuhr nach der euphorisierenden Wirkung bemißt, und daß andererseits die verschiedenen Morphinwirkungen verschieden stark gewöhnbar sind, steht der Befund, daß Morphinisten trotz der eventuell sehr großen Morphindosen, die sie sich zuführen, keine Störungen der Atmungs- oder der Magendarmtätigkeit aufweisen. Dies ist besonders schön in den ausgedehnten Untersuchungen von LIGHT 1931 gezeigt. LIGHT hat an über hundert Morphinisten, die Morphin ad libitum zur Verfügung hatten und im übrigen in geregelten Verhältnissen lebten, verschiedene klinische Untersuchungen (gegen 30) — vor allem auch Funktionsprüfungen — durchgeführt und dabei eigentlich kaum je eine Abweichung vom normalen feststellen können. Man muß daher die alte Auffassung, wonach der Morphinismus auch zu körperlichem Zerfall führe, dahingehend modifizieren, daß dieser Zerfall nicht direkt durch eine somatische Morphinwirkung verursacht ist, sondern nur indirekt durch die meist unerfreulichen äußeren Bedingungen, die als Folge der Änderung der Persönlichkeit des Morphinisten auftreten. LIGHT hat aber auch gezeigt, daß Morphinisten sehr viel mehr Morphin ertragen können, als sie sich zur Befriedigung ihres Bedürfnisses zuführen. So konnten z. B. einem, der mit 0,25 g, subkutan injiziert, „zufrieden" war, zwei Gramm innerhalb von zweieinhalb Stunden *intravenös* verabreicht werden, ohne daß dabei etwas Auffallendes festzustellen gewesen wäre.

Zur Frage, bis zu welchem Grade eine Morphingewöhnung sich entwickeln kann, ist zu sagen, daß generell das Morphin (und einige seiner Derivate) *der* Stoff ist, mit dem die weitaus stärksten der bisher bekannten Gewöhnungen zu erhalten sind. Hochgradige Morphinisten führen sich bis zu 5 Gramm und mehr pro Tag zu, und würden — nach den oben erwähnten Untersuchungen von LIGHT — wohl noch viel größere Dosen ertragen können. Wenn man dem gegenüberstellt, daß am normalen Menschen etwa 0,2 g subkutan akut tödlich wirken dürften — bei allerdings großer Streuung — so ergibt sich eine Gewöhnbarkeit an zirka 50—100fache Dosen. Solch hochgradige Gewöhnungen werden im allgemeinen erst allmählich, im Verlaufe von monatelang fortgesetzter Morphinzufuhr erreicht. Beim Aufhören der regelmäßigen Zufuhr geht die Gewöhnung sehr schnell, innerhalb weniger Tage, fast vollständig zurück. Bei erneuter Zufuhr bildet sie sich dann allerdings schneller wieder aus als im Verlaufe der ersten Periode.

Wirkungsmechanismus.

Da mit Morphin auch im Tierexperiment relativ leicht Gewöhnung erhalten werden kann, ist auch die Frage nach dem Wirkungsmechanismus ausgedehnt experimentell bearbeitet worden. Bisher wurden hauptsächlich folgende Ansichten vertreten:

Die Theorie von Gioffredi.

GIOFFREDI 1899 glaubte festgestellt zu haben, daß das Serum morphingewöhnter Hunde antitoxische Eigenschaften habe. Durch Injektion solchen Serums soll bei anderen Tierarten eine — offenbar allerdings nur geringgradige — Toleranzsteigerung für Morphin zu erhalten gewesen sein. Die Mehrzahl der Nachuntersucher hat hingegen die Ergebnisse GIOFFREDIS nicht bestätigen können.

Die Theorie von Faust.

FAUST 1900 nahm als Ursache der Morphingewöhnung eine beschleunigte Zerstörung des Morphins im Gewebe an. Er begründete seine Ansicht mit Versuchen, in denen er von einer Testdosis Morphin bei normalen Hunden etwa 60% in den Ausscheidungen (vor allem in den Fäces) wieder hatte finden können, bei morphingewöhnten Hunden hingegen sozusagen nichts. Die Theorie von FAUST war zwar bestechend einfach; sie konnte aber — wie übrigens auch die Theorie von GIOFFREDI — vor allem nicht erklären, weshalb am gleichen Individuum die Gewöhnung für verschiedene Morphinwirkungen verschieden stark sein kann. Die Theorie vermöchte dieses Phänomen nur dann zu erklären, wenn von zwei oder mehr in Frage stehenden Morphinwirkungen die empfindlicheren, d. h. die, welche mit geringeren Konzentrationen schon erhalten werden, gleichzeitig auch die wären, für welche die Gewöhnung weniger stark ist. Die allgemeine Erfahrung aber läßt nun keine solchen Zusammenhänge erkennen. Die Theorie von FAUST wurde in der Folge durch verschiedene Untersuchungen wie Morphinbilanzen am Ganztier, Zerstörungsfähigkeit isolierten Gewebes für Morphin und dergleichen, teils gestützt und teils widerlegt, bis dann GROSS und THOMPSON 1940 die Forschung in dieser Hinsicht ein wesentliches Stück weiterbrachten. GROSS und THOMPSON stellten in exakten Untersuchungen an Hunden fest, daß das Morphin nicht nur als solches (als sogenanntes „freies" Morphin) ausgeschieden wird, sondern auch (und zwar zum größeren Teil) in „gebundener" Form (als Glucuronat?), ein Faktum, das bei den Nachweismethoden früherer Untersucher nicht genügend berücksichtigt worden war. Aus den Protokollen von GROSS und THOMPSON ist zu entnehmen, daß von einer Testdosis Morphin bei normalen Hunden innert 24 Stunden total etwa 60—70% aus den Exkrementen (vor allem Fäces und Urin) wieder gewonnen werden können, bei gewöhnten Hunden dagegen wesentlich weniger. Die Autoren schließen daraus im Sinne von FAUST, daß die gewöhnten Tiere das Morphin möglicherweise schneller zerstören könnten. Freilich genügen die gefundenen Differenzen keineswegs, um die bestehenden hohen Grade von Morphingewöhnung ausschließlich mit diesem Mechanismus zu erklären. Hingegen darf angenommen werden, daß die beschleunigte Zerstörung bei gewissen Tierarten zum Teil für die Gewöhnung an gewisse Morphinwirkungen mitverantwortlich sein dürfte.

Man könnte auf Grund der positiven Befunde von GROSS und THOMPSON versucht sein, in der FAUST'schen Theorie allein schon eine ausreichende Erklärung für die Morphingewöhnung zu sehen. Man müßte nur die zusätzliche Annahme machen, daß an den eigentlichen Wirkungsorten des Morphins das Zerstörungsvermögen für Morphin in Wirklichkeit bedeutend mehr gesteigert sei, als aus der Morphinbilanz des Gesamtorganismus zu vermuten sei; an der letzteren sei ja noch

die große Menge des an indifferenten Stellen des Organismus befindlichen Morphins
beteiligt. Wir möchten gegenüber einer solchen Auffassung betonen, daß, wenn irgendwo im Organismus Morphin sehr viel schneller zerstört würde, infolge des sich ent-
wickelnden Diffusionsgefälles das in den übrigen Teilen des Organismus vorhandene
Morphin „nachfließen" müßte. Wir haben diese Überlegungen vor allem deshalb
kurz diskutiert, um zu zeigen, daß eine allzu detaillierte Betrachtung bei unseren
bisher wenig tiefgehenden Kenntnissen nicht imstande sein dürfte, das Verständnis
der Gewöhnungsprobleme entscheidend zu fördern. Nicht zuletzt deshalb haben
wir in unserer gesamten Besprechung danach getrachtet, das vorhandene Material
nach *allgemeinen* Gesichtspunkten zu sichten.

Die Theorie von Cloetta.

CLOETTA 1903 gelangte — per exclusionem — zur Ansicht, daß die
Tatsache der Morphingewöhnung auf einer „allmählichen Angewöhnung
des Protoplasmas an das Morphin" beruhen müsse; detaillierter vermochte er den Mechanismus nicht anzugeben. Diese Theorie wurde in
der Folge von vielen Autoren übernommen, wobei gelegentlich mehr
oder weniger detaillierte Präzisierungen versucht wurden. Unter diesen
möchten wir nur erwähnen, daß u. a. schon GUNN 1923 erwogen hatte,
daß vor allem das Phänomen der „Unspezifischen Gewöhnung" darauf
hindeute, daß die Zelle an einen besonderen *Wirkungstyp* gewöhnt sei.

Die Theorie von Tatum und Mitarbeitern.

TATUM, SEEVERS und COLLINS 1927, 1929 haben die Morphingewöhnung
auf folgende Weise zu erklären versucht: Sie gehen aus von der bekannten
Erfahrung, daß Morphin im allgemeinen am Z.N.S. sowohl lähmende
als auch erregende Wirkungen entfaltet, und daß die lähmenden Wirkungen
zwar früher einsetzen, aber weniger lange anhalten als die erregenden.
Wenn man nun — so argumentieren die genannten Autoren — eine
zweite Morphindosis verabreicht zu einer Zeit, wo die lähmenden Wirkungen der ersten Dosis zwar bereits abgeklungen sind, die erregenden
aber noch einigermaßen persistieren, dann müssen die lähmenden
Wirkungen dieser zweiten Dosis weniger ausgeprägt sein. Sie werden
durch die noch bestehenden latenten oder manifesten Erregungen partiell
kompensiert. Wenn nun die weiteren Morphininjektionen sich in geeigneten Intervallen folgen, so muß die persistierende Erregung sich
mehr und mehr anhäufen, d. h. stärker werden, und dementsprechend
müssen die lähmenden Wirkungen einer gegebenen Morphindosis zunehmend schwächer werden. Damit aber besteht für diese letzteren der
Zustand der Gewöhnung. Die Theorie kann — wie TATUM et al. selbst
betonen — vorerst nur den speziellen Fall von Morphingewöhnung an
zentral-depressive Wirkungen erklären. Sie scheint uns aber für unsere
Betrachtungen besonders deshalb interessant, weil sie in gewissen „Gegenwirkungen des Organismus" die eigentliche Ursache der Gewöhnung
sieht, wobei allerdings diese Gegenwirkungen nicht als Gegenregulationen
des Organismus gedacht sind, sondern als direkte Morphinwirkungen.

Anschließend an die Besprechung der Theorie von TATUM et al. möchten wir
noch erwähnen, daß MARMÉ schon 1883 die Morphingewöhnung als Resultante

zweier gegengleicher Pharmakonwirkungen aufgefaßt hat. Der prinzipielle Unterschied der Ansicht von MARMÉ und der von TATUM et al. besteht nur darin, daß es nach MARMÉ nicht primär gerade das Morphin selbst ist, das gleichzeitig auch die „Gegenwirkung" erzeugt, sondern daß erst ein sekundär im Organismus entstandenes Umwandlungsprodukt des Morphins hierfür verantwortlich sein soll, das Oxydimorphin. Oxydimorphin wurde von MARMÉ nur bei chronischer Verabreichung von Morphin gefunden. Die Theorie ist sehr interessant und könnte noch vielseitiger als die von TATUM et al. alle möglichen Gewöhnungsphänomene des Morphins erklären. Die supponierte Morphin-antagonistische Wirkung des Oxydimorphins aber wurde von MARMÉ pharmakologisch nur sehr ungenügend belegt; außerdem konnte das Produkt selbst von Nachuntersuchern eigentlich nie gefunden werden.

Die Theorie von Amsler.

AMSLER 1931 geht aus von der Annahme, daß das Morphin ein „Phasengift" sei, und daß es deshalb am Z.N.S. sowohl lähmend als auch erregend wirken könne. D. h. es sollte — am *gleichen* Wirksubstrat (im Gegensatz zur Theorie von TATUM et al.) — zuerst lähmend und dann erregend wirken können. Dies ist die sogenannte „dynamische" Wirkung des Morphins. (Es ist uns — nebenbei bemerkt — nicht recht verständlich, weshalb AMSLER die Identität des Wirksubstrates so betont; erstens liegen keinerlei Anhaltspunkte für eine solche vor, und zweitens ist sie für das Prinzip der AMSLER'schen Theorie gar nicht erforderlich.) Der Zeitpunkt des Überganges der lähmenden in die erregende Phase und mithin die Dauer der ersteren, soll irgendwie vom Morphin selbst gesteuert werden. AMSLER bezeichnet diese steuernde Wirkung als „statische" Wirkung des Morphins. Diese letztere soll nach AMSLER möglicherweise dadurch zustande kommen, daß Morphin ein Potentialstoff im Sinne von STRAUB sein soll. Es soll also der Gehalt der Zelle an Morphin sein, der die dynamische Phasenwirkung steuert, wohl etwa in dem Sinne, daß, je größer der Morphingehalt in der Zelle ist, desto mehr die erregende Phase in den Vordergrund tritt. Daraus ergibt sich für AMSLER als weitere Konsequenz, daß die Gewöhnung an Morphin keinesfalls eine Anpassung des Organismus, als vielmehr ein Ausdruck einer Vergiftung durch Morphin (hoher Gehalt in den betreffenden Zellen) sein müsse. In einem prinzipiell ähnlichen Mechanismus wie er eben für den speziellen Fall der Gewöhnung an die zentral-lähmende Wirkung des Morphins dargelegt wurde, sollen nach AMSLER möglicherweise alle Gewöhnungsphänomene ihre Erklärung finden, besonders auch die Gewöhnung an Alkohol.

In weiteren Arbeiten führt AMSLER noch verschiedene Momente an, die seine Theorie stützen sollen (WEGER und AMSLER 1936). Unter anderem lehnt er das Bestehen einer zellulären Unterempfindlichkeit als Faktor bei der Gewöhnung strikte ab. Gleichzeitig aber betont er, daß die „statische" Steuerung durch Morphin auch dann noch „nachwirken" könne, wenn kein Morphin mehr im Organismus sei. Damit aber postuliert er unseres Erachtens gerade das Bestehen einer zellulären Änderung ohne Anwesenheit des Morphins, mithin also zumindest das Bestehen einer zellulären „Andersempfindlichkeit". Weiterhin muß zur Theorie von AMSLER noch prinzipiell bemerkt werden, daß die Existenz eines ihrer Haupterfordernisse, die Potentialstoffwirkung, heute mehrheitlich angezweifelt wird. Jedenfalls sind von der ehedem großen Reihe der angeblichen „Potentialstoffe" heute nur noch wenige übriggeblieben, für die ein solcher Wirkungsmechanismus überhaupt als möglich diskutiert wird.

Die Gewöhnung an Cocain.

Die ausgedehnte Verwendung von Cocain als Rauschgift beruht vor allem auf der eigenartigen Rauschwirkung, bei der die Halluzinationen bis zu einem gewissen Grade in die gerade gewünschte Richtung gelenkt werden können (mehr darüber siehe die einschlägige Literatur wie JOEL und FRÄNKEL 1924, MAIER 1926). Somatisch besteht das Symptomenbild im Rauschzustand (beginnende Cocainvergiftung) vor allem in motorischer Erregung, dann in Ataxie, allgemeiner Schmerzunempfindlichkeit, adrenergischer Erregung, wie Pupillenerweiterung und Tachykardie, Trockenheit im Mund, blasser, aber meist etwas feuchter Haut, Stuhldrang u. a. m. Das Cocain wird von den Süchtigen meistens als Pulver geschnupft, ein Verfahren, das bekanntlich relativ schnell zu einer ulzerösen Rhinitis mit nachfolgender Perforation der Nasenscheidewand führt. „Anfänger" nehmen nach JOEL und FRÄNKEL Prisen von etwa 0,05 Gramm, richtige Cocainisten dagegen etwa die 5—10fache Menge, und das meistens mehrmals hintereinander bis zu total 5—10 Gramm pro Tag. Es fragt sich nun, inwiefern solchen Dosissteigerungen eine eigentliche Gewöhnung im Sinne unserer Definition zugrunde liegt.

Vom Cocainmißbrauch ist bekannt, daß er viel schneller als der Morphinismus zu schwerem körperlichem Zerfall führt. Die Ursache dieses Zerfalls dürfte vor allem in der dauernden Erregung einerseits und der allgemein anästhesierenden Wirkung andererseits gelegen sein: jene führt zu Grundumsatzsteigerung, diese zu Appetitmangel und Verminderung der Produktion der Magensäfte. Die Tatsache des rascheren körperlichen Zerfalls läßt bereits vermuten, daß der Organismus an die dafür verantwortlichen Cocainwirkungen nicht so leicht gewöhnbar sein dürfte. Diese Vermutung findet eine experimentelle Bestätigung u. a. durch Untersuchungen von MORERA (1928), der an chronischen Coca-Kauern einen gegenüber normalen Vergleichspersonen um etwa 30% erhöhten Grundumsatz gefunden hat. Eine vollständige Gewöhnung ist demnach sicher nicht vorhanden. Von JOEL und FRÄNKEL wird — hauptsächlich auf Grund der überwiegend negativen Ausfälle des Tierversuches — die Möglichkeit einer Gewöhnung an Cocain überhaupt bestritten: daß die Cocainisten mit der Zeit die Dosen zunehmend steigern, erklären sie folgendermaßen: „Lediglich der Wunsch, die an sich nicht geringer als im Anfang einsetzende Wirkung *häufiger* zu reproduzieren, verbunden mit der Erfahrung, daß dies ohne besonderes Risiko durchführbar sei, hat in unseren Fällen die allmähliche Erhöhung des Giftverbrauches herbeigeführt."

Wir glauben jedoch — im Gegensatz zu Joel und Fränkel — daß die Cocainisten die Cocaindosis hauptsächlich deshalb steigern, weil sie mit den früheren Dosen nicht mehr die gewünschte Wirkung erhalten, mithin also sich an das Cocain gewöhnt haben. Die meisten Cocainisten nämlich geben in ihrer Anamnese an, daß anfänglich, d. h. nach den ersten Prisen, als Nachwirkung eine Tage und Nächte andauernde Unruhe bestanden hätte, was sich dann aber mit der Zeit, d. h. trotz zunehmender Dosierung, mehr und mehr verloren habe. Das kann doch fast nur Ausdruck einer gewissen Gewöhnung an die erregende Wirkung sein. Zu ähnlichen Schlußfolgerungen gelangt man, wenn man die Angaben über die tödlichen Dosen für Cocain vergleicht mit den Dosen, die starke Cocainisten regelmäßig zu sich nehmen. Die tödliche Dosis per os beträgt nach Rost 1929 ungefähr 1,5 Gramm; andererseits sind viele Fälle bekannt (siehe Poulsson 1920, Joel und Fränkel, Maier), wo sich Cocainisten innert weniger Stunden 5—10 Gramm als Prise verabreichten, wobei zu bedenken ist, daß das Cocain auf diesem Wege erst noch schneller und vor allem vollständiger resorbiert wird als nach peroraler Einnahme. Noch sicherer sind die Fälle zu beurteilen, wo Cocain subkutan injiziert wurde. Da beträgt die tödliche Dosis 0,2—0,8 nach Poulsson und etwa 0,2 nach Kohn-Abrest 1948; schwere Cocainisten aber haben sich nachweislich 3—5 Gramm pro Tag injizieren können (Haupt 1886; Higier 1911 u. a.). Beim Cocakauen — einer in gewissen Gegenden Südamerikas verbreiteten Sitte — werden von mittelstarken Kauern etwa 50 Gramm präparierter Cocablätter pro Tag konsumiert, was einer Menge von etwa 0,25 Alkaloid entspricht. Körperlicher Zerfall wird dabei trotz jahrelanger Verwendung kaum je beobachtet. Im Gegenteil, das Cocakauen dient gerade dazu, die körperliche Leistungsfähigkeit zu heben dadurch, daß es anregt und gleichzeitig das Hungergefühl vermindert (Merzbacher 1929). Für den normalen Cocakauer ist eben nicht der Rausch Endzweck, sondern die Erhöhung der körperlichen Leistungsfähigkeit. Der Coca-Konsum wird im allgemeinen nur entsprechend der zu vollbringenden Leistung gesteigert. Eine eigentliche Gewöhnung scheint nicht einzutreten oder jedenfalls nicht stark zu sein. Wenn man die Angaben über das Cocakauen mit den Erfahrungen über den Cocainismus vergleicht, so drängt sich die Vermutung auf, daß es vor allem die psychischen Komponenten der Cocain-Rauschwirkung sind, für die sich Gewöhnung entwickelt. Cocain unterscheidet sich damit von den Morphinalkaloiden, die für verschiedene Wirkungen Gewöhnung zeigen; auch ist beim Cocain die Gewöhnung quantitativ sicher nicht so stark wie beim Morphin.

Versuchstiere experimentell an Cocain gewöhnen zu können, ist bisher nur selten gelungen. Nach Abe und Takebayashi 1930 sollen Hunde durch tägliche Verabreichung kleiner Cocaindosen so gewöhnt werden können, daß sie schließlich die normalerweise letale Dosis ertragen. Die anderen Untersucher aber erhielten sozusagen immer nur negative Ergebnisse. (Lit. siehe bei Poulsson 1920 und Laubender 1939.) Schon aus den Protokollen von ANREP 1880 läßt sich entnehmen, daß Kaninchen, die während dreißig Tagen täglich etwa 0,01—0,02 g/kg Cocain subkutan erhielten, keine Gewöhnung entwickelten. Im Gegenteil es zeigte sich an der erst leichten und dann allmählich zunehmenden Erregung der Tiere eher eine gewisse Empfindlichkeitssteigerung. Über Zunahme der Empfindlichkeit als Folge chronischer Cocainverabreichung berichten auch viele andere Autoren. So z. B. GRODE 1912 für die erregende Wirkung an Meerschweinchen, Kaninchen, Katzen und Hunden; DOWNS und EDDY 1932 für die erregende Wirkung an Hunden und Ratten; OELKERS und RINTELEN 1933 für die erregenden Wirkungen an Mäusen, Meerschweinchen und Kaninchen.

Wirkungsmechanismus.

Da Cocaingewöhnung im Tierexperiment im großen und ganzen nicht erhalten worden ist, und da andererseits — wie oben erwähnt — von einigen Autoren sogar eine Cocaingewöhnung für den Menschen bestritten wird, ist es verständlich, daß über den Mechanismus der Cocaingewöhnung kaum etwas bekannt ist. Einzig ABE und TAKEBAYASHI 1930 haben sich hierzu konkret geäußert. Sie glauben gezeigt zu haben, daß gewöhnte Tiere im Blut mehr und im Z.N.S. weniger Cocain „gebunden" hätten als Normaltiere. Das Bindungsvermögen anderer Organe wie Leber und Muskeln war bei gewöhnten und ungewöhnten etwa gleich. ABE glaubt daher, in ähnlicher Weise wie er das schon für Morphin angenommen hat, daß die Cocaingewöhnung auf einer Änderung des Verteilungskoeffizienten „Organkonzentration/Blutkonzentration" beruhen dürfte.

Die Gewöhnung an Alkohol.

Die Erfahrung des täglichen Lebens lehrt, daß der Mensch an Alkohol gewöhnbar sein muß, denn es ist wohl allgemein bekannt, daß der Gewohnheitstrinker größere Alkoholmengen „verträgt" als der Anfänger. Objektive Belege hierfür sind zu entnehmen aus Vergleichen der Blutalkoholkonzentrationen mit dem Grad der Trunkenheit bei Gewöhnten und Nicht-Gewöhnten (siehe nachfolgenden Abschnitt über den Wirkungsmechanismus). Auch im Tierexperiment kann Alkoholgewöhnung relativ leicht erhalten werden, und zwar sind sozusagen alle Tierarten, die bisher in dieser Richtung geprüft wurden, gewöhnbar. Besonders schön ist die Gewöhnbarkeit demonstriert in den Arbeiten von LEVY 1935 an Ratten, von NEWMAN und LEHMAN 1938 an Hunden, und von AHLQUIST und DILLE 1940 an Kaninchen. Weitere Literatur über Alkoholgewöhnung an verschiedenen Tieren ist im nachfolgenden Kapitel über den Wirkungsmechanismus zitiert. Sie ist allgemein besonders leicht zu verarbeiten, weil die Gewöhnung einheitlich an der narkotischen Wirkung des Alkohols beurteilt wurde.

Grad der Gewöhnung.

Beim Studium der Literatur über Alkoholgewöhnung gewinnt man den allgemeinen Eindruck, daß die Gewöhnung zwar sicher und sozusagen in allen Fällen zu erhalten ist, daß sie aber erstens nur relativ langsam, d. h. nach langer Vorbehandlung, sich entwickelt, und daß sie zweitens nur geringe Grade erreicht. Detaillierte und objektiv erfaßbare Angaben über diese beiden Punkte sind in den Arbeiten von LENDLE 1927, LEVY 1935, AHLQUIST und DILLE 1940 und GOLDBERG 1943 enthalten. LENDLE hat Frösche, anstatt in normalem Leitungswasser, in 0,7—1,0%igem Äthylalkohol gehalten. Nach 7 wöchigem, ununterbrochenen Aufenthalt in diesem Milieu war die Alkoholkonzentration, die zur eben vollständigen Narkose der Frösche erforderlich war, um etwa 20—30% höher als normalerweise. LEVY hat einer großen Serie von Ratten während etwa drei Monaten täglich Äthylalkohol per os eingegeben in allmählich steigenden Mengen. Als Maß für die Alkoholempfindlichkeit wurde diejenige Menge bestimmt, die, innerhalb einer Minute intravenös injiziert, nach längstens 3—4 Minuten die Tiere eben vollständig narkotisierte. Während diese Dosis an normalen Tieren zu 2,16 g/kg befunden wurde, betrug sie an gewöhnten Tieren 2,72 g/kg; d. h. der Grad der Gewöhnung betrug ebenfalls (wie bei den Fröschen von LENDLE) etwa 30%. AHLQUIST und DILLE behandelten Kaninchen täglich mit 1,5 g/kg 20% igem Äthylalkohol intraperitoneal. Als Maß für die Alkoholempfindlichkeit wählten sie die sogenannte „Schlafzeit", d. h. die Zeit, die vergeht, bis die Tiere nach einer intravenös verabreichten narkotischen Testdosis von 1,5 g/kg 20% igem Alkohol eben wieder spontan aufsitzen. Sie fanden sie bei den während 25 Tagen gewöhnten Tieren nur halb so lang wie bei den Kontrolltieren; d. h. der Grad der Gewöhnung wäre nach diesem Test mit etwa 100% zu veranschlagen. GOLDBERG endlich hat an 10 Abstinenten, 16 mäßigen und 14 schweren Trinkern bestimmt, welche Alkoholkonzentration im Blut vorhanden sein muß, damit die normalen, d. h. im Nüchternzustand gemessenen, Schwellenwerte für gewisse Standardteste (wie Unterscheidung einer flackernden von einer ruhigen Lichtquelle und dergleichen) eben meßbar beeinflußt werden. Er fand, daß dieser Fall durchschnittlich dann eintrat, wenn die Abstinenten 0,33 Promille, die mäßigen Trinker 0,61 Promille und die schweren Trinker 0,86 Promille Blutalkoholgehalt aufwiesen, was einem Gewöhnungsgrad von ca. 100% für mäßige und von ca. 150% für schwere Trinker entspricht. Auf Grund dieser objektiven Unterlagen erscheint die am Eingang dieses Abschnittes geäußerte Vermutung bewiesen.

Wirkungsmechanismus.

Die älteste Theorie über die Ursache der Alkoholgewöhnung stammt von PRINGSHEIM 1908, der festgestellt hat, daß die Lebern alkoholgewöhnter Ratten zugegebenen Äthylalkohol um ca. 30% schneller zerstören als die Lebern normaler Kontrolltiere. Da andererseits erwiesenermaßen die Elimination des Alkohols zur Hauptsache in der Leber vor sich geht — durch Lunge, Niere und Kot wird nur ein ganz kleiner Prozentsatz eliminiert — haben PRINGSHEIM und später auch SCHWEISHEIMER 1913 in der *beschleunigten Oxydation* die Ursache der Alkoholgewöhnung sehen wollen. Zu den gleichen Schlußfolgerungen kamen auch GETTLER und FREIREICH 1935 auf Grund von Untersuchungen an Hunden. Wenn auch zuzugeben ist, daß eine beschleunigte Oxydation des Alkohols in gewissen Fällen am Mechanismus der Gewöhnung mitbeteiligt sein dürfte, so ist doch andererseits heute sicher erwiesen, daß sie keinesfalls generell *die* Ursache der Gewöhnung sein kann. Die Mehrzahl der Nachuntersucher nämlich hat in dieser Hinsicht einwandfrei negative Resultate erhalten. So wäre z. B. auf Grund der PRINGSHEIM'schen Theorie zu erwarten gewesen, daß nach einer intravenösen Alkoholgabe die Blutalkoholkonzentration bei den gewöhnten Individuen schneller zur Norm zurückkehren würde als bei den Nichtgewöhnten. Tatsächlich aber haben BROGGI 1935 an Hunden und Menschen, NEWMAN und CUTTING 1935 und NEWMAN und LEHMAN 1938 an Hunden, und FLEMING und STOTZ 1936 an Menschen in dieser Beziehung keine Unterschiede feststellen können. Auf etwas andere Weise ist LEVY 1935 ebenfalls dazu gekommen, die PRINGSHEIM'sche Theorie abzulehnen. Sie hat gewöhnte und ungewöhnte Ratten zu verschiedenen Zeiten nach einer intravenösen Alkoholgabe getötet und den Alkoholgehalt verschiedener Organe bestimmt. Die Alkoholkonzentration in Blut, Leber, Gehirn und Nieren waren bei beiden Versuchsgruppen gleich. Schließlich haben verschiedene Autoren auch in gleicher Weise wie PRINGSHEIM selbst dem Leberbrei gewöhnter und ungewöhnter Tiere in vitro Alkohol zugegeben, dabei aber im Gegensatz zu PRINGSHEIM keine Unterschiede in der Abbaugeschwindigkeit feststellen können (BATTELLI und STERN 1910 für Hunde, HIRSCH 1916 für Kaninchen, und LELOIR und MUNOZ 1938 für Ratten). Auf Grund solcher Unterlagen ist man heute zur Ablehnung der PRINGSHEIM'schen Ansicht gekommen, was — nebenbei bemerkt — unseres Erachtens eine wichtige Voraussetzung für die von verschiedenen Klinikern empfohlene Leberfunktionsprüfung mit Alkohol ist (BROGGI 1935, ERWTEMAN und HEERES 1938, STAUB 1945 u. a.).

Von verschiedenen Autoren wurde diskutiert, inwiefern eventuell eine Verlangsamung der Resorption verantwortlich gemacht werden könnte dafür, daß der Trinker mehr Alkohol verträgt als der Abstinent. Eine solche Möglichkeit schien gegeben, nachdem LENDLE (siehe oben) gefunden hatte, daß Frösche zwar daran gewöhnt werden konnten, in höheren Alkoholkonzentrationen zu leben, daß die gleichen Tiere aber gegen injizierten Alkohol eher empfindlicher waren als die normalen Kontrolltiere. Die Gewöhnung mußte demnach in diesen Versuchen tatsächlich auf einer Verminderung der Hautpermeabilität für Alkohol beruht haben. Am Warmblüter hingegen hat sich etwas ähnliches eigentlich nie nachweisen lassen. Wenn Alkohol per os verabreicht und aus dem zeitlichen Verlauf der Blutalkoholkonzentration die Resorptionsgeschwindigkeit beurteilt wurde, so ergab sich für die Mehrzahl der Fälle kein Unterschied zwischen Gewöhnten und Ungewöhnten. So fanden MILES 1923, MATOSSI 1932, BINSWANGER 1933, GRAF und FLAKE 1933, JUNGMICHEL 1933 u. a. für Abstinenten und für Alkoholiker diesbezüglich gleiche Verhältnisse. In einzelnen Fällen aber wurde sogar ganz im

Gegenteil beschleunigte Resorption bei den Gewöhnten gefunden, so z. B. von FAURE und LOEWE 1923, KEESER und OELKERS 1937, ASCHOFF 1938 an Kaninchen, und von BERNHARD und GOLDBERG 1943 an Menschen. Die Ursache hiefür wird zum Teil darin gesehen, daß die bei Alkoholikern oft vorhandene Gastritis die Resorption aus dem Magen eventuell erleichtern kann Bei alkoholgewöhnten Hunden wurde eine Beschleunigung der Resorption auch direkt nachgewiesen dadurch, daß die Tiere zu verschiedenen Zeiten nach der Alkoholeingabe getötet wurden und der im Magendarmtrakt noch vorhandene, d. h. nicht resorbierte Anteil bestimmt wurde (VÖLTZ und DIETRICH 1915, GETTLER und FREIREICH 1935), Auf Grund solcher Unterlagen kann als gesichert betrachtet werden, daß die erhöhte Alkoholtoleranz des Trinkers nicht auf einer Verminderung der Resorption beruhen kann.

Wenn die Gewöhnung weder mit verlangsamter Resorption noch auch mit beschleunigter Elimination erklärt werden kann, so kommt als dritte Möglichkeit vor allen Dingen die sogenannte „erworbene Unterempfindlichkeit des Z.N.S." in Frage. Diese Theorie drängt sich nicht nur per exclusionem auf, sondern es gibt auch direkte Belege hierfür, wie z. B. die Befunde, daß die gewöhnten Individuen bei gleicher Blutalkoholkonzentration deutlich geringere Alkoholwirkungen aufweisen als die Ungewöhnten. Nach MATOSSI 1932, JETTER 1938, HASSELBALCH und LARSEN 1940 und GOLDBERG 1943 zeigen Abstinenten deutlich stärkere Symptome von Trunkenheit als Gewohnheitstrinker bei gleichen Blutalkoholkonzentrationen; ähnliche Unterschiede konnten NEWMAN und LEHMAN 1938 und LEHMAN, SCHWERMA und RICKARDS 1945 (letztere für Isopropylalkohol) bei Hunden feststellen. Da die Blutalkoholkonzentration, wenn auch nicht als absolutes, so doch wenigstens als relatives Maß für die Organkonzentration im Gehirn angesehen werden darf, so ist damit das Bestehen einer „Unterempfindlichkeit des Z.N.S." beim Gewöhnten erwiesen. Bis zu welchem Grade freilich diese Unterempfindlichkeit für die Gewöhnung verantwortlich ist, kann zurzeit nicht generell gesagt werden, und ist möglicherweise überhaupt in jedem einzelnen Falle stark verschieden. Ebenso ist auch noch keineswegs klargestellt, worauf sie letzten Endes beruht. Vielleicht handelt es sich um Unterempfindlichkeit der für die Alkoholwirkung direkt verantwortlichen Mechanismen. Vielleicht aber handelt es sich auch um eine Unterempfindlichkeit des Z.N.S. als Ganzes betrachtet, d. h. es sind vielleicht einfach eine oder mehrere funktionelle Gegenregulationen des Organismus effektiver geworden. Der letztere Gedanke schwebt wohl GOLDBERG vor, wenn er sagt, daß der Alkoholiker die Alkoholwirkungen psychisch besser zu kompensieren gelernt habe.

Zusammenfassend kann man sagen, daß eine echte Gewöhnung an Alkohol ohne weiteres möglich ist. Sie entwickelt sich allerdings nur relativ langsam (im Vergleich zur Nikotingewöhnung z. B.) und erreicht keine hohen Grade. Sie dürfte zur Hauptsache auf einer erworbenen Unterempfindlichkeit des Z.N.S. beruhen.

Die Gewöhnung an Barbitursäurederivate.

Von Patienten hört man oft Klagen darüber, daß Schlafmittel (und dabei handelt es sich meistens um Barbiturate), die anfänglich gut gewirkt haben, nicht mehr genügend helfen würden. Solche Aussprüche verleiten naturgemäß zur Annahme, daß die betreffenden Patienten sich an das betreffende Mittel gewöhnt hätten. Bevor aber Gewöhnung als erwiesen betrachtet werden darf, sollte immer erst abgeklärt werden, inwiefern sich eventuell gewisse äußere Umstände geändert haben, ein Moment, das gerade bei Schlafmitteln für viele Fälle von Wirkungsabschwächung verantwortlich sein dürfte. Von verschiedenen Autoren nämlich, die sich mit der Frage der Gewöhnung an Barbiturate befaßt haben, wurde eine solche nur sehr selten oder auch gar nicht beobachtet (CURRAN 1933, WILLCOX 1933, McLOWANS 1933). Andererseits aber darf man nach den Untersuchungen von MEHNER 1926 und von POHLISCH und PANSE 1934 kaum daran zweifeln, daß eine Gewöhnung des Menschen an Barbiturate doch möglich ist.

Wenn man zur weiteren Abklärung der Frage die Ergebnisse des Tierexperimentes heranzieht, so stehen sich auch hier positive und negative Resultate gegenüber, wobei allerdings die ersteren deutlich das Übergewicht haben. Gesamthaft betrachtet bleiben die Barbiturate in der Sicherheit, mit der sie zur Gewöhnung führen, deutlich hinter dem oben besprochenen Alkohol zurück, obwohl die Hauptwirkungen beider Stoffe in einer Lähmung gewisser Funktionen des Z.N.S. bestehen. Die Gewöhnbarkeit an Barbiturate wurde vor allem an der hypnotischen Wirkung beurteilt. Nach FITCH 1930 wird bei Kaninchen die Schlafdauer auf eine bestimmte Dosis von Butyl-aethyl-barbitursäure (-bs), von Isopropyl-bromallyl-bs. oder von Isoamyl-aethyl-bs. auf etwa die Hälfte verkürzt, wenn die Tiere zu wiederholten Malen jeden zweiten Tag mit der betreffenden Dosis behandelt wurden. Über ähnliche Resultate berichten CARMICHAEL und POSEY 1933 mit Aethyl-methyl-bs. an Meerschweinchen, MOIR 1937 mit demselben Stoff an Ratten und ETTINGER 1938 an Hunden, GRUBER und KEYSER 1946 mit Aethyl-butyl-bs., mit Allylmethylbutyl-bs. und mit Aethyl-methyl-bs. an Kaninchen, Ratten und Hunden. Nach NICHOLAS und BARRON 1932 benötigen Ratten, die mit Aethyl-isoamyl-bs. vorbehandelt sind, gelegentlich doppelte Dosen dieses Stoffes um in den gleichen Grad von Schlaftiefe zu verfallen. In allen bisher zitierten tierexperimentellen Untersuchungen war die beschriebene Gewöhnung schon nachweisbar, nachdem die Tiere mit nur einer bis drei Injektionen vorbehandelt worden waren. Die Gewöhnung an Barbiturate scheint sich also unter Umständen sehr schnell entwickeln zu können, und zwar auch dann, wenn die vorbehandelnden Injektionen sich in Abständen von bis zu vier Tagen folgten. Mit dieser Angabe ist gleichzeitig auch belegt, daß es sich um echte Gewöhnung im Sinne unserer Definition handelt, denn innerhalb von vier Tagen dürfte die vorangegangene Dosis eliminiert worden sein, mithin also Tachyphylaxie ausgeschlossen sein.

Außerdem wurde Gewöhnbarkeit an Barbiturate nachgewiesen als *abgeschwächte* narkotische bzw. *hypnotische Wirkung* von HAFFNER und WIND 1926 für die Diaethyl-bs. an Kaulquappen, von BONSMANN 1933 I und II für die Cyclohexenyl-aethyl-bs. und von ETTINGER 1938 für die Diaethyl-bs. an Hunden; über *verkürzte Schlafdauer* wurde berichtet von SEEVERS und TATUM 1931 für die Diaethyl-bs. und von OETTEL und KRAUTWALD 1937 für verschiedene andere Barbitursäuren an Hunden, von STANTON 1936 für die Phenyl-aethyl-bs. und für die Aethyl-methyl-butyl-bs. an Ratten, und von CARMICHAEL und POSEY 1936 für die Aethyl-methylbutyl-bs. an Meerschweinchen. Bei den in diesem Abschnitt genannten Untersuchungen scheint die Ausbildung der Gewöhnung etwas längere Zeit erfordert zu haben; jedenfalls haben die betreffenden Autoren nichts darüber berichtet, daß sie etwa schon nach zwei oder drei Tagen Gewöhnung beobachtet hätten. Über vollständig negative Resultate, d. h. Unmöglichkeit, nachweisbare Gewöhnung zu erhalten, berichten EDDY 1929 für Diaethyl-bs. und Cyclohexenal-aethyl-bs. an Katzen, BARLOW 1935 für Aethyl-methylbutyl-bs. und RICHTER 1936 für Diaethyl-bs. und Cyclohexenyl-aethyl-bs. an Kaninchen.

Außer der hypnotischen wurden auch noch andere Wirkungen von Barbituraten auf Gewöhnbarkeit geprüft. So soll nach BONSMANN 1932 die diuresehemmende Wirkung der Phenyl-aethyl-bs. sehr leicht ge-wöhnbar sein. FITCH 1930 hat erhöhte Toleranz für normalerweise letale Dosen an Kaninchen erhalten können (für Methyl-aethyl-bs., für Iso-propyl-bromallyl-bs. und für Isoamyl-aethyl-bs.), und CARMICHAEL und POSEY 1933 berichten über erhöhte Letaldosen für Aethyl-methylbutyl-bs. am Meerschweinchen.

Da es sich bei den Barbituraten um vielseitig und häufig verwendete Arzneimittel handelt, sind folgende zwei Fragen von ganz besonderem Interesse: Erstens bis zu welchem Grade ist Gewöhnbarkeit zu erwarten, und zweitens inwiefern erstreckt sich eine solche auch auf andere, chemisch etwas differierende Barbiturate (sogenannte Unspezifische Gewöhnung, „crossed tolerance"). Zur ersten Frage äußerten sich POLISCH und PANSE 1934 dahin, daß die Dosis mit der Zeit um 200—300% der normalen gesteigert werden müsse, um die gleiche Wirkung zu bekommen. Die tierexperimentellen Untersuchungen — soweit sie, wie die von HAFFNER und WIND 1926, FITSCH 1930, NICHOLAS und BARRON 1932, GRUBER und KEYSER 1946 diesbezügliche Unterlagen enthalten — lassen vermuten, daß bei ausgebildeter Gewöhnung die Dosen um 100—200% gesteigert werden müßten. Der Grad der Gewöhnung an Barbiturate dürfte demnach nicht sehr stark sein. Was die zweite Frage betrifft, so geht der allgemeine Eindruck dahin, daß eine einmal ausgebildete Gewöhnung sich nicht spezifisch nur auf den Stoff erstreckt, mit dem der betreffende Organismus vorbehandelt wurde, sondern daß gleichzeitig auch für andere Barbiturate in allerdings unterschiedlichem Maße Gewöhnung besteht.

Zur Frage des *Wirkungsmechanismus* ist zwar in verschiedenen der oben zitierten Arbeiten kurz Stellung genommen worden; objektive

Unterlagen zugunsten der einen oder andern Theorie wurden aber unseres Wissens bisher nicht beigebracht. Wir möchten uns deshalb über diesen Punkt hier nicht weiter auslassen.

Zusammenfassend darf man sagen, daß Gewöhnung an Barbiturate möglich ist, daß sie aber nicht unbedingt eintreten muß. Wenn es zur Gewöhnung kommt, so entwickelt sich diese zwar relativ schnell, erreicht aber keine hohen Grade.

Die Gewöhnung an Coffein.

Die allgemeine Erfahrung lehrt, daß auch exzessiver Coffeingenuß nur selten zu schweren gesundheitlichen Schädigungen führt. Dies ist wohl auch der Grund, weshalb die Frage der Gewöhnung an diesen Stoff relativ selten bearbeitet worden ist, obwohl doch gerade diese Frage im Hinblick auf die ausgedehnte Verbreitung dieses Genußmittels von allgemein praktischer Bedeutung ist.

Wenn man die Sitte des Kaffeetrinkens hinsichtlich der konsumierten Mengen untersucht, dann fällt auf, daß die eingenommenen Mengen im allgemeinen eigentlich nicht gesteigert werden. Das läßt schon vermuten, daß eine Gewöhnung an Coffein — sofern eine solche überhaupt vorhanden ist — erstens keine hohen Grade erreichen dürfte und außerdem zweitens auch bei fortgesetztem Gebrauch von einem gewissen Grad an nicht mehr weiter zunehmen dürfte. Jedenfalls scheint dies für die Gewöhnung an die zentral erregende Wirkung zu gelten, deretwegen im allgemeinen die coffeinhaltigen Genußmittel eingenommen werden. Die experimentelle Bearbeitung des Problems hat nun tatsächlich gezeigt, daß die eben ausgesprochene Vermutung zutrifft. Geringgradige Gewöhnung an Coffein ist nachgewiesen worden sowohl für gewisse zentral erregende Wirkungen, als auch vor allem für die diuresesteigernde Wirkung. Die zuverlässigsten Angaben hierüber stammen von MYERS 1918 und 1925, und von EDDY und DOWNS 1928. MYERS hat einer Gruppe von 50 Kaninchen täglich einmal Coffein injiziert, beginnend mit 0,05 g/kg subkutan und dann im Verlaufe einiger Monate allmählich steigend bis auf 0,09 g/kg. Bei dieser Dosierung war äußerlich an den Kaninchen keine Wirkung zu erkennen. MYERS prüfte nun unter entsprechenden Kautelen, inwiefern durch die beschriebene chronische Coffeinverabreichung die diuretische Wirkung des Coffeins geändert würde, und fand, daß die minimal diuretische Dosis, die zu Beginn etwa 0,0005 g/kg intravenös betragen hatte, im Verlaufe von vier Monaten allmählich bis auf etwa 0,001 g/kg angestiegen war. Stärkere Gewöhnung war auch durch längerdauernde Behandlung nicht zu erzielen. Später ist dann auch von KIHARA 1928, ebenfalls für das Kaninchen, Gewöhnung an die diuretisierende Wirkung des Coffeins beschrieben worden. Daß auch am Menschen Gewöhnung an die diuretisierende Wirkung möglich ist, ist von EDDY und DOWNS 1928 gezeigt worden, nachdem schon GÜNZBURG 1922 das Bestehen einer solchen vermutet hatte. EDDY und DOWNS verglichen die Coffeinempfindlichkeit von Versuchspersonen einerseits während einer Periode regelmäßiger Zufuhr coffeinhaltiger Getränke und andererseits während einer entsprechenden Abstinenzperiode. Sie fanden, daß im Verlaufe einer monatelang fortgesetzten Coffeinzufuhr die minimal wirksame diuretisierende Coffeindosis auf mindestens das Doppelte ansteigt.

In der gleichen Versuchsanordnung gelang es EDDY und DOWNS auch für gewisse erregbarkeitssteigernde Wirkungen des Coffeins Gewöhnung nachzuweisen. Um nämlich die Reaktionszeiten auf Licht, Schall und Berührung um einen gleichen Betrag zu verkürzen, waren während der Coffeinperioden etwa doppelt so große Dosen nötig als während der Abstinenzperioden. WEDEMEYER 1920 hat als Test für die erregende Wirkung des Coffeins die Leistungssteigerung benützt, die bei seinen Versuchspersonen nach Coffeingenuß feststellbar war an der verbesserten Fähigkeit, vorgelegte Zahlen zu addieren. Er glaubt hierbei ebenfalls Gewöhnung nachgewiesen zu haben, da die „Kaffeetrinker“ auf zusätzliche Coffeingabe nicht die gleiche Leistungssteigerung hervorbrachten wie die „Abstinenten“. Erschwerend für die Beurteilung der WEDEMEYER'schen Versuchsresultate ist aber, daß er für die Coffeinperioden und für die Abstinenzperioden nicht die gleichen Versuchspersonen benützt hat. HORST und Mitarbeiter 1934 haben in einer ähnlichen Versuchsanordnung wie EDDY und DOWNS die erregende Coffeinwirkung mit einem Geschicklichkeitstest geprüft. Coffein wirkt bekanntlich verschlechternd auf die Fähigkeit, eine Operation durchzuführen, die manuelles Geschick erfordert. Die Verschlechterung unter Coffeineinfluß war dabei während der Perioden des Kaffeetrinkens etwa gleich wie während der Abstinenzperioden; eine Gewöhnung an Coffein war demnach hier nicht nachweisbar. Im Tierexperiment scheint von HINDEMITH 1938 an Ratten eine Gewöhnung an die erregende Wirkung des Coffeins erhalten worden zu sein, beurteilt am Ausmaß der durch Coffein verursachten Grundumsatzsteigerung. EICHLER und MÜGGE 1932 hingegen konnten gerade auch an Ratten keine Gewöhnung nachweisen, wenn sie den Tieren täglich 0,1 g/kg subkutan applizierten und die resultierende Erregung äußerlich beurteilten.

Außer der diuretisierenden und der zentral erregenden Wirkung sind auch noch andere Wirkungen des Coffeins hinsichtlich Gewöhnbarkeit geprüft worden. So soll nach WINSOR und STRONGIN 1933 beim Menschen am Ausmaß der Speichelsekretion, die beim Kaffeetrinken von der Mundschleimhaut aus reflektorisch vermehrt angetrieben wird, Gewöhnung nachweisbar sein. Die leichte Blutdrucksteigerung hingegen, die am Menschen nach Coffeineinnahme gelegentlich zu beobachten ist, soll nach HORST und Mitarbeitern 1934 keine Gewöhnung zeigen. In tierexperimentellen Arbeiten wurde verschiedentlich behauptet, daß nach geeigneter Coffeinvorbehandlung Coffeindosen toleriert werden könnten, die normalerweise sicher letal wirken. So soll nach SALANT und RIEGER 1910 die letale Dosis bei coffeingewöhnten Hunden um 60—70%, bei Katzen um 30% und bei Kaninchen um 15—20% höher sein als normalerweise. Nach GOUREWITSCH 1907 soll bei Ratten und Tauben, nach BOCK und LARSEN 1917 bei Kaninchen erhöhte Toleranz gegen die Letaldosis zu erhalten sein.

Wirkungsmechanismus.

Über die Mechanismen, die der Coffeingewöhnung zugrunde liegen mögen, ist nicht viel bekannt. Nach GOUREWITSCH 1907 kommt jedenfalls eine beschleunigte Zerstörung durch die Gewebe — etwa im Sinne der FAUST'schen Ansicht über die Ursache der Morphingewöhnung — hierfür nicht in Frage, da weder Hirn noch auch Leber oder Muskulatur coffeingewöhnter Kaninchen in vitro Coffein nachweisbar zu zerstören vermochten. GOUREWITSCH neigt deshalb eher dazu, eine Verminderung der zellulären Empfindlichkeit als Ursache der Gewöhnung anzunehmen, eine Ansicht, der dann später von BOCK und LARSEN 1917 — allerdings ohne objektiv erfaßbare Gegenbelege — entgegengetreten wurde.

Zusammenfassend darf man heute annehmen, daß an Coffein eine Gewöhnung möglich ist, die sich allerdings in bescheidenen Grenzen hält. Sie scheint sich relativ am leichtesten gegen den diuresesteigernden Coffeineffekt auszubilden und etwas weniger leicht gegen gewisse zentral erregende Effekte.

Die Gewöhnung an Nikotin.

Es ist eine allgemeine Erfahrung, daß der Anfänger beim Rauchen einer Zigarette vorwiegend unangenehme Sensationen verspürt, und daß erst die wiederholte Anwendung das Rauchen allmählich zum Genuß werden läßt. Daß die unangenehmen Sensationen zum guten Teil durch das aufgenommene Nikotin verursacht werden, darf heute als erwiesen gelten; ebenso steht fest, daß — zumindest für etwa 50% der Vielraucher (JOHNSTON 1942; FINNEGAN und Mitarbeiter 1945) — das Nikotin auch für den Genuß und damit für das Bedürfnis nach Rauchen verantwortlich ist. Bei der Frage nach der Ursache der genannten Änderung der Reaktion auf eine Zigarette muß man sich die typischen pharmakologischen Wirkungen des Nikotins vergegenwärtigen. Sie bestehen in Erregung gewisser Funktionen des Zentralnervensytems, die bei höherer Konzentration einer Lähmung derselben Funktion Platz machen, und in Erregung der autonomen Synapsen, die ebenfalls mit steigender Konzentration allmählich in Lähmung übergeht. Damit könnten als Erklärung für die verschiedene Reaktion von Nichtrauchern und Rauchern verschiedene Momente in Frage kommen. So könnte z. B. Gewöhnung sich ausgebildet haben an diejenigen autonomen oder zentralen Nikotinwirkungen, die für die unangenehmen Sensationen verantwortlich sind. Oder es wäre umgekehrt Empfindlichkeitszunahme denkbar für die psychisch angenehmen Nikotinkomponenten und damit relatives Zurückdrängen der unangenehmen Empfindungen u. a. m. Über die verschiedenen Möglichkeiten kann man sich auf Grund folgender Angaben einigermaßen ein Bild machen:

Über die Frage der Gewöhnbarkeit des Menschen an Nikotin sind von JOHNSTON 1942 interessante Angaben gemacht worden. Er hat an 35 Versuchspersonen bestimmt, wieviel reines Nikotin subkutan injiziert werden muß, damit gerade die ersten toxischen Symptome auftreten (bestehend in Tachykardie, Nausea, Erbrechen, eventuell Kollaps). Die Grenzdosis bei Nichtrauchern lag um 1,5 mg herum, währenddem die Gewohnheitsraucher 6 mg ertrugen, ohne überhaupt mit toxischen Symptomen zu reagieren. Höhere Dosen wurden aus Gründen der Sicherheit nicht gegeben. Der Versuchsausfall zeigt eindeutig, daß der Mensch an gewisse zentrale Nikotinwirkungen (wie Nausea und Erbrechen) ziemlich ausgesprochen gewöhnbar ist, und ebenso auch an gewisse autonome Wirkungen (wie Tachykardie). REINDELL und WINTERER 1942 dagegen konnten gerade auch an der Tachykardie keine Gewöhnbarkeit feststellen. Ihre Versuchsanordnung war allerdings wesentlich verschieden von der JOHNSTON's, indem ihre Versuchspersonen am Prüfungstag zu beliebigen Zeiten 14—20 Zigaretten zu rauchen hatten; zur Beurteilung der Pulsfrequenz wurde ein mittlerer Wert angenommen, der zu der Nikotinaufnahme nicht in bestimmtem Verhältnis stand. Auf andere Weise haben WINSOR und RICHARDS 1935 — deren Arbeit uns im Original leider nicht zugänglich war — ebenfalls Gewöhnung an Nikotin feststellen können. Ihre Versuchspersonen hatten die Aufgabe, einen Stecker so ruhig in einer entsprechend geformten Dose zu halten, daß eben kein Kontakt entstand. Jeder Kontakt wurde automatisch registriert und als Fehler gewertet. Die Versuchspersonen (anscheinend Nichtraucher) hatten nun während Wochen zu rauchen, wobei sie täglich in der oben beschriebenen Weise geprüft wurden. Dabei betrug die Fehlerzahl unmittelbar vor einer Zigarette regelmäßig 2—5 pro Minute und wuchs während des Rauchens am ersten Versuchstage bis auf 80 an. Schon vom zweiten Versuchstage an aber verminderte sich das Zittern der Hand allmählich, und erreichte im Verlauf von etwa drei Wochen einen Grad, der anscheinend nur wenig höher war als zu Versuchsbeginn. Ein weiterer Fortschritt war auch bei längeren Rauchperioden nicht mehr zu erzielen. Der Versuch scheint zu zeigen, daß Menschen an gewisse erregende Wirkungen des Nikotins in ziemlich ausgesprochenem Maße gewöhnbar sind.

Auch im Tierexperiment konnte Gewöhnung an Nikotin erhalten werden: ESSER 1903 hat Hunden während Monaten täglich Nikotin injiziert. Die Tiere, die anfänglich auf etwa 0,01 subkutan mit eben sichtbarer Erregung (Unruhe) reagierten, konnten mit der Zeit Mengen von bis zu 0,2 ertragen, ohne daß die Erregung dabei stärker gewesen wäre. Die Tachykardie hingegen zeigte nicht den gleichen Grad der Gewöhnung; die Hunde reagierten nämlich auf die steigenden Nikotinmengen mit zunehmend stärkerer Pulsbeschleunigung und zeigten gegen Ende der Versuchsperiode noch Stunden nach der Injektion starkes Herzjagen. Auch an ausgesprochen toxische Wirkungen des Nikotins scheint eine gewisse Gewöhnung möglich zu sein. BEHREND und THIENES 1933 haben an weißen Ratten diejenige Nikotindosis ermittelt, die bei subkutaner Verabreichung gerade eine Lähmung der Hinterbeine verursachte (0,00025 bis 0,0005 g/kg). Bei täglicher Nikotinzufuhr zeigte sich dann schon nach 8 Tagen Gewöhnung, indem die für die Auslösung des beurteilten Phänomens erforderliche Grenzdosis bereits das etwa dreifache der normalen betrug. Allerdings — und das scheint uns besonders bemerkenswert —

war diese Gewöhnung nur an jungen, wachsenden Tieren festzustellen; ausgewachsene, d. h. über 60 Tage alte Ratten waren nicht mehr gewöhnbar. Eine gewisse Gewöhnung an erregende Nikotinwirkungen wird auch von DIXON und LEE 1912 für das Kaninchen und von KOBAYASHI 1936 für die Maus beschrieben, währenddem bei Katzen eine solche Gewöhnung anscheinend nicht zu erhalten ist (EDMUNDS 1904, 1909). Nach HATCHER 1904 soll an Kaninchen durch wiederholte Zufuhr sogar die Letaldosis erhöht werden können.

Wirkungsmechanismus.

Die Frage nach den der Nikotingewöhnung zugrunde liegenden Mechanismen ist nur wenig bearbeitet worden. DIXON und LEE 1912 konnten zeigen, daß Leber und Gehirn nikotingewöhnter Kaninchen in vitro zugesetztes Nikotin schneller zerstören als die entsprechenden Organe normaler Kaninchen dies zu tun vermögen. Da die beschleunigte Zerstörung anscheinend nicht an die Intaktheit von Zellen gebunden ist, sondern gleichermaßen auch durch einen entsprechenden Organbrei zustande gebracht wird, wird von den Autoren eine aktivierte Fermentreaktion angenommen. Bis zu welchem Grade eine vorhandene Nikotingewöhnung auf beschleunigter Zerstörung beruht, läßt sich zurzeit nicht entscheiden. Man kann aber vermuten, daß der Anteil dieses Faktors an der Nikotingewöhnung jedenfalls größer ist als der Anteil einer beschleunigten Morphinzerstörung an der Morphingewöhnung, und zwar deshalb, weil schon normalerweise die Zerstörungsfähigkeit der Leber für Nikotin sehr groß ist. Der Mensch kann sich bekanntlich täglich ein vielfaches der akut tödlichen Dosis an Nikotin zuführen, vorausgesetzt, daß er die Dosen gleichmäßig über den ganzen Tag verteilt.

Die vielerorts noch verbreitete Ansicht, daß der Gewohnheitsraucher vor allem deshalb mehr rauchen könne, weil er das Nikotin weniger vollständig resorbiere, ist in der Form sicher unzutreffend. Gerade die oben erwähnten Untersuchungen von JOHNSTON haben ja ergeben, daß der Raucher auch bei Injektion mehr Nikotin verträgt als der Nichtraucher.

Zusammenfassend darf man sagen, daß am Menschen eine Gewöhnung an Nikotin — vor allem an gewisse zentral erregende Wirkungen — möglich ist. Dabei können etwa 10fach größere Mengen toleriert werden. Die Gewöhnung scheint sich innerhalb kurzer Zeit (Tage bis Wochen) entwickeln zu können. Sie soll (nach DILLER 1929) im höheren Alter wieder etwas abnehmen.

Die Gewöhnung an Histamin.

Die Frage, ob und unter welchen Umständen eine Gewöhnung an Histamin möglich sei, ist in der letzten Zeit wieder etwas akut geworden, seitdem dem Histamin — bzw. dem Histamin chemisch und pharmakologisch ähnlichen Stoffen, den sogenannten H-substanzen — ausgedehnte pathophysiologische und sogar physiologische Bedeutung zugeschrieben wird. So sollen H-substanzen z. B. für gewisse Formen von Kopfschmerzen

verantwortlich sein (Horton und Mitarbeiter 1939); bei Adrenalin-
wirkung sollen sie vom Organismus zur Gegenregulation abgegeben
werden können (Staub 1946); bei gewissen Schmerzqualitäten sollen
sie als Überträgerstoffe für die Erregung funktionieren (Rosenthal
und Minard 1939, Kwiatkowski 1943); bei gewissen allergischen Er-
krankungen — besonders beim Heufieber und bei der akuten Urticaria,
bei denen bekanntlich die Antihistaminika so außerordentlich gut
wirken — sollen H-substanzen entstehen und für gewisse Krankheits-
symptome verantwortlich sein. Besonders die letztgenannte Auffassung
hat dazu geführt, daß man versucht hat, den Organismus durch wiederholte Verabreichung von Histamin an dieses zu gewöhnen, so daß dann
im Moment, wo H-substanzen in größerer Menge im Organismus auftreten, sie eine entsprechend geringere Wirkung haben sollten. Verschiedene Verfahren sind angegeben worden, mit denen dieses Ziel angeblich erreicht werden kann. Die Angaben der Kliniker über den Nutzen
einer solchen Therapie sind jedoch bisher nicht einheitlich (ausführliche
Literatur hierüber siehe bei Feinberg 1946). Es dürfte daher von Interesse
sein, vorerst einmal experimentell festzustellen, inwiefern eine Gewöhnung
an Histamin überhaupt möglich ist.

Sichere, wenn auch nur mäßig starke Gewöhnung ist unseres Wissens
zum erstenmal von Horton und Mitarbeitern 1939 erhalten worden,
nachdem schon früher Karady 1936 für die blutdrucksenkende Wirkung
an der Katze Gewöhnbarkeit angenommen hatte. Horton und Mitarbeiter
haben Menschen während Wochen zweimal täglich mit Histamin behandelt (0,000 05—0,000 1). Zur Testierung der Histaminempfindlichkeit
wurde das Ausmaß der Rötung, der Quaddel und des roten Hofes — der
bekannten Lewis'schen Trias — benützt, die auftreten, wenn Histamin
intrakutan injiziert wird. Nach diesem Test beurteilt hatte die Histaminempfindlichkeit der Versuchspersonen durch die Behandlung deutlich
abgenommen. Die gleichen Autoren konnten an Meerschweinchen durch
Histaminvorbehandlung eine verminderte Empfindlichkeit gegen toxische
Histaminmengen erhalten, ein Befund, der dann später auch von
Karady 1941 bestätigt werden konnte. Karady behandelte Meerschweinchen jeden zweiten Tag mit steigenden Dosen von Histamin bis zu 0,001 g/kg
subkutan. Diese Dosis wurde dann während drei Wochen unverändert
beibehalten. Am Ende der Behandlungsperiode wurde die Dosis letalis
media bestimmt; sie betrug 0,0035 g/kg bei subkutaner und
0,0005 bei intrakardialer Verabreichung. Die Kontrolltiere, die im
übrigen, d. h. außer der Histaminbehandlung, gleich gehalten waren,
zeigten Letalitätswerte von 0,0018 g/kg bei subkutaner und 0,00022 g/kg
bei intrakardialer Injektion. Meerschweinchen sind auch an Histamin
gewöhnbar, wenn es als Aerosol eingeatmet wird (Bucher 1949). Der
Bronchospasmus, der hierbei auftrat, wurde — zwar nur um einen ge-
ringen, aber statistisch gesicherten Betrag — schwächer, wenn die Tiere
während 10 Tagen mit Histamin behandelt wurden. Daß auch Mäuse
an gewisse Histaminwirkungen gewöhnt werden können, darf nach den
Untersuchungen von Fabinyi und Szebehelyi 1948 als gesichert be-

trachtet werden. Normale Mäuse zeigten auf eine subkutane Histamin-injektion von 0,1 g/kg einen Temperaturabfall von 3—4 Grad während etwa zwei Stunden. Bei täglicher Wiederholung dieser Prozedur wurde der Temperaturabfall zunehmend geringer und war nach etwa 12 Tagen überhaupt nicht mehr nachweisbar. Der Temperaturabfall hingegen, der auf eine subkutane Injektion von 0,05 g/kg Acetylcholin auftrat, war nach wie vor unverändert vorhanden.

Diesen positiven Angaben über experimentelle Histamingewöhnung stehen gegenüber die Resultate von WELLS und Mitarb. 1942, die an Hunden keine Gewöhnbarkeit nachweisen konnten, wenn sie die An-regung der Salzsäureproduktion des Magens als Test für die Histamin-empfindlichkeit benützten. Dieser negative Befund scheint uns besonders interessant deshalb, weil ja gerade die Anregung der Salzsäureproduktion eine gewisse Sonderstellung unter den Histaminwirkungen einnimmt. Wir möchten nur daran erinnern, daß diese Histaminwirkung im Gegen-satz zu andern Histaminwirkungen durch Antihistaminika kaum antagoni-stisch beeinflußt werden kann. Vielleicht ergibt sich aus dieser Gegenüber-stellung ein gewisser Hinweis auf die Mechanismen, die der Histamin-gewöhnung möglicherweise zugrunde liegen. Im übrigen ist bisher über den Mechanismus der Histamingewöhnung eigentlich nichts bekannt.

Zusammenfassend kann man sagen, daß sich an gewisse Histamin-wirkungen innert relativ kurzer Zeit Gewöhnung entwickeln kann, daß diese Gewöhnung aber nur sehr geringe Grade erreicht. Man kann daher verstehen, weshalb durch Histamingewöhnung bei allergischen Krank-heiten bisher nur selten und nur unsichere therapeutische Erfolgé erhalten worden sind (siehe Seite 41). Eine Herabsetzung der Histaminempfind-lichkeit auf die Hälfte genügt eben noch nicht, um bei massivem Auf-treten von H-Substanzen deren Effekte meßbar zu verringern.

Gewöhnung an andere Stoffe.

Die Gewöhnbarkeit von Mensch und Tier an enteral zugeführtes, pulverförmiges *Arsenik* war eine Zeitlang Gegenstand ausgedehnter Bearbeitung. (Zusammenfassende Literatur siehe HEFFTER und KEESER 1927.) Sie ist nach den Untersuchungen von CLOETTA 1906 und von JOACHIMOGLU 1916 darauf zurückzuführen, daß die Magendarmschleim-haut an die entzündungserregende Wirkung von wiederholt zugeführtem Arsenik allmählich gewöhnt wird, so daß die Resorption — die an sich durch die entzündlichen Veränderungen beschleunigt werden könnte — all-mählich geringer wird. Die praktische Bedeutung dieser Gewöhnung dürfte jedoch heute nur noch gering sein.

Weiterhin ist verschiedentlich schon Gewöhnung an *Acetanilid* fest-gestellt worden. So konnte PAYNE 1935 Verminderung der Toxizität an Hunden, und STANTON und AGRICOLA 1937 Abnahme der analgetischen Wirksamkeit an Ratten beobachten, wohingegen SMITH und HAMBOUR-GER 1936 an der antipyretischen Wirkung bei Ratten und SMITH 1940 an der analgetischen Wirkung bei Affen keine Gewöhnung feststellen konnten.

Dann ist gelegentlich auch schon Gewöhnung beschrieben worden an Strychnin (HALE 1909, BIELER 1935), an Atropin (CLOETTA 1911), an Nitroglycerin, und erst neulich hat ROTHLIN 1948 berichtet, daß Katzen durch wiederholte Behandlung mit großen Dosen von Herzglucosiden unter Umständen auch an diese Stoffe gewöhnt werden können. Die Tiere zeigten anfänglich Gewichtsabnahme, toxisches E.K.G. und schlechten Allgemeinzustand, erholten sich aber mit der Zeit wieder trotz fortgesetzter Behandlung.

Es ist wahrscheinlich, daß eine — allerdings nur geringgradige — Gewöhnung an viel mehr Stoffe möglich ist, als gemeinhin angenommen wird. Wenn aber eine Gewöhnung einen gewissen Grad nicht übersteigt, dann dürfte sie — in Anbetracht der individuellen Verschiedenheiten der Empfindlichkeit auf den betreffenden Stoff — praktisch wohl bedeutungslos sein.

Ursachen der Gewöhnung.

Alle Theorien über Gewöhnung sollten, sofern sie allgemeine Gültigkeit beanspruchen wollen, zwei Phänomene befriedigend erklären können, die bei Gewöhnung immer etwa wieder beobachtet werden, nämlich erstens die Erscheinung der „Unterschiedlichen Gewöhnbarkeit an verschiedene Wirkungen" und zweitens die Erscheinung der „Unspezifischen Gewöhnung".

Unterschiedliche Gewöhnbarkeit an verschiedene Wirkungen.

Anläßlich der Besprechung der Gewöhnung an einzelne gewöhnbare Stoffe (siehe oben) wurde schon gelegentlich darauf hingewiesen, daß, wenn ein Stoff mehrere Wirkungen entfaltet, die Gewöhnung möglicherweise nicht an allen gleich stark in Erscheinung zu treten braucht. Daß solche Unterschiede möglich sind, darf als erwiesen gelten, nachdem in verschiedenen Fällen unterschiedliche Gewöhnbarkeit gegen verschiedene Wirkungen desselben Stoffes am *gleichen* Organismus und vom *gleichen* Untersucher einwandfrei festgestellt werden konnte. So hat z. B. ESSER 1903 Hunde zwar sehr deutlich an die zentralerregenden Wirkungen des Nikotins gewöhnen können, kaum aber an die pulsbeschleunigende Wirkung. Van EGMOND 1911 hat über einen Hund berichtet, der an die narkotische Wirkung des Morphins so hochgradig gewöhnt war, daß er die tägliche Zufuhr von 1 Gramm subkutan ohne Zeichen von Schläfrigkeit ertrug; die pulsverlangsamende Wirkung des Morphins aber war immer noch gleich wie zu Beginn des Experimentes, d. h. der Hund reagierte nach wie vor schon auf 40 Milligramm Morphin mit starker Pulsverlangsamung. Van DONGEN 1915 hat ebenfalls Hunde sehr leicht an die atmungsverlangsamende Wirkung des Morphins gewöhnen können; die pulsverlangsamende Wirkung aber ließ bei den gleichen Tieren nur angedeutet eine Gewöhnung erkennen. MILLER und PLANT 1926, SCHMIDT und LIVINGSTON 1933 und andere haben Hunde an die zentral-depressiven Wirkungen des Morphins leicht gewöhnen können, kaum aber an die gastro-intestinalen. Und EDDY und REID 1934 haben u. a. auch an Affen beobachtet, daß die zentral-depressiven Wirkungen des Morphins viel schneller Gewöhnung zeigten als beispielsweise die puls- oder die atmungsverlangsamende Wirkung; ähnliches wurde von Hunden berichtet (TATUM, SEEVERS und COLLINS 1929). JOEL und ETTINGER 1926 haben Ratten wohl an die narkotische Komponente des Morphins gewöhnen können, nicht aber an die erregende.

Hinsichtlich der unterschiedlichen Gewöhnbarkeit gegen verschiedene Wirkungen scheinen gewisse allgemeine Gesetzmäßigkeiten zu bestehen. So sind z. B. die Wirkungen am Z.N.S. im allgemeinen leichter gewöhnbar als die autonomen Wirkungen. Von den erstgenannten sind — zumindest für den Fall des Morphins trifft das zu — die zentral-lähmenden im allgemeinen leichter gewöhnbar als die zentral-erregenden. Das wird von fast allen Untersuchern für nahezu alle Tierarten übereinstimmend bestätigt. Besonders an der Katze soll Gewöhnung an die erregenden Wirkungen des Morphins nur schwer und nur unter besonderen Umständen erhalten werden können — gelungen ist sie unseres Wissens bisher einzig GOLD 1929 —, währenddem z. B. an der Maus die erregende Wirkung des Morphins ordentlich gut gewöhnbar zu sein scheint (NEDZEL 1937, EDDY 1941). Weiterhin ist festzustellen, daß Gewöhnung an die schwer toxischen Wirkungen — beurteilt an der Letaldosis — offenbar nur relativ selten und auch dann nur in geringem Grade zu erhalten ist. Wenn also z. B. Hunde, die an die atmungsverlangsamende Wirkung des Morphins sehr stark gewöhnt sind, hinsichtlich der Letaldosis trotzdem keine erhöhte Verträglichkeit für Morphin erkennen lassen, dann muß man daraus schließen, daß erstens die Atmungsverlangsamung normalerweise nicht für den Morphintod der Hunde verantwortlich ist, und daß zweitens die für den exitus tatsächlich verantwortlichen Wirkungen keine Gewöhnung zeigen. Man kann nun unseres Erachtens auch verstehen, weshalb unter Umständen trotz — oder gerade wegen — der Gewöhnung an gewisse Wirkungen die Gesamttoxizität des betreffenden Stoffes umgekehrt sogar erhöht sein kann. Eine solche Situation liegt möglicherweise in der Versuchsanordnung von JOEL und ETTINGER 1926 vor. Diese Autoren haben Ratten an die zentral-lähmenden (narkotischen) Wirkungskomponenten des Morphins gewöhnen können. Die solchermaßen gewöhnten Tiere zeigten aber gesamthaft eine verminderte Verträglichkeit für Morphin. Die Autoren selbst erklären diesen Befund damit, daß die zentral-erregenden Komponenten der Morphinwirkung für den exitus verantwortlich seien, daß diese selben Wirkungen aber nicht gewöhnbar seien, und daß sie demzufolge stärker hervortreten müßten, da ja mit der Abschwächung der lähmenden Wirkungen ein Teil der die Erregung normalerweise kompensierenden Gegenwirkungen wegfällt. (Vgl. auch Morphintheorie von TATUM et al.)

Unspezifische Gewöhnung.

Unter „unspezifischer Gewöhnung" („crossed tolerance" im Englischen) versteht man zunächst generell die Erscheinung, daß ein Organismus durch die Gewöhnung an einen Stoff so verändert werden kann, daß er auch für gewisse Wirkungen anderer Stoffe eine verminderte Empfindlichkeit aufweisen kann. Ein bekanntes Beispiel dieser Art ist die allgemeine Erfahrung, daß Alkoholiker zur Narkose mehr Äther benötigen als normale Menschen.

Viele Fälle von unspezifischer Gewöhnung, die in der Literatur beschrieben wurden, betreffen Wirkungen von Stoffen, die chemisch ähnlich konstituiert sind wie der, welcher die Gewöhnung erzeugt hatte. In diese erste Gruppe gehören z. B. die Befunde von AHLQUIST und DILLE 1940, die für Kaninchen im Mittel 0,87 ccm Äther pro kg Körpergewicht benötigten, um eine Narkose definierter Stärke zu erhalten; nach einer inzwischen durchgeführten Alkoholgewöhnung war der Ätherbedarf für dieselben Tiere 1,28 ccm/kg, wogegen für die entsprechenden Kontrollen noch der ursprüngliche Wert gefunden wurde. Nach GRUBER und KEYSER 1946 erstreckt sich an Hunden die Gewöhnung an Butyl-aethyl-barbitursäure (beurteilt an der Schlafdauer) in etwa gleicher Stärke auch auf gewisse andere Barbitursäurederivate. MYERS 1925 konnte zeigen, daß die an die diuretisierende Wirkung des Coffeins gewöhnten Kaninchen auch auf Theobromin und Theophyllin deutlich weniger reagierten, ein Befund, der später von EDDY und DOWNS 1928 auch am Menschen erhoben werden konnte. MYERS 1916 hat an Hunden, die an die atmungsverlangsamende Komponente des Morphins gewöhnt worden waren, auch die atmungsverlangsamende Wirkung des Heroins und des Codeins abgeschwächt gefunden. JOEL und ETTINGER 1926 haben an Ratten, die an die narkotische Wirkung des Morphins gewöhnt worden waren, auch verminderte Empfindlichkeit für die narkotische Wirkung von Codein, Dihydro-oxy-codeinon (Eukodal), Dihydrocodeinon (Dicodid) und Dihydromorphinon (Dilaudid) feststellen können. Ähnliche Befunde finden sich auch in vielen anderen Arbeiten, so bei DOWNS und EDDY 1928, KOLB und DU MEZ 1931, Co TUI 1931 und anderen.

In vielen anderen Fällen aber bestehen zwischen dem Stoff, mit dem der Organismus gewöhnt wurde, und den Stoffen, auf welche die unspezifische Gewöhnung sich erstreckt, anscheinend keine nahen chemischen Verwandtschaften. In diese zweite Gruppe gehören z. B. die Befunde von EDMUNDS 1909, der an Hunden, die für die Brechwirkung des Nikotins Gewöhnung zeigten, auch eine Verminderung der brechenerregenden Wirkung des Lobelins hat feststellen können. Nach TOYOSHIMA 1929 sollen an Alkohol gewöhnte Mäuse auch eine verminderte Empfindlichkeit für Chloralhydrat, Äthylurethan und Diaethyl-barbitursäure gezeigt haben, gemessen an deren narkotischen Wirkungen. Kaninchen waren durch Gewöhnung an Alkohol auch gegen Äthyl-methylbutyl-barbitursäure resistenter zu machen, beurteilt an der Schlafdauer (AHLQUIST und DILLE 1940). Nach MORAWITZ und PRATT 1908 können die Erythrocyten von mit Phenylhydrazin vorbehandelten Kaninchen eine erhöhte Resistenz entwickeln nicht nur gegen die haemolytischen Wirkungen des Phenylhydrazins selber, sondern auch gegen die von verschiedenen anderen Stoffen wie Saponinen, Äther, Aqua dest. usw. HOTTA 1933 ist es gelungen, an Hunden, die an die narkotische Wirkungskomponente des Morphins gewöhnt waren, auch eine verminderte Empfindlichkeit für die narkotischen Wirkungen der Diaethylbarbitursäure nachzuweisen. Und Saito 1937 fand, daß Gewebekulturen von Hühnerfibroblasten, die an die wachstumshemmende Wirkung von Morphin gewöhnt worden waren, auch verminderte Empfindlichkeit gegen die entsprechende Wirkung von morphinähnlichen Stoffen wie Codein, Thebain und Dihydrooxycodeinon zeigten, desgleichen aber auch gegen die entsprechenden Wirkungen des Papaverins und des Narkotins, d. h. zweier Isochinolinalkaloide, die strukturell vom Morphin stark verschieden sind. Besonders instruktiv scheinen uns auch die Befunde, die Isbell und Mitarb. 1948 an morphiomanen Menschen erhalten haben. Sie untersuchten, inwiefern einesteils Euphorie ebenfalls auftritt und anderenteils das Auftreten von Abstinenzsymptomen verhindert werden kann, wenn sie den Morphinisten ohne deren Wissen einmal anstatt der üblichen Morphininjektion das stark analgetisch wirksame, synthetische 6-dimethyl-amino-4, 4-diphenyl-3-heptanon (Amidon) verabreichten. Sie fanden, daß sich das Morphin für beide Belange von dem chemisch doch stark differenten „Amidon" ohne weiteres vertreten lassen kann.

Früher wurde das Phänomen der unspezifischen Gewöhnung gelegentlich mit einer chemischen Ähnlichkeit der betreffenden Stoffe zu erklären versucht. Nach den im unmittelbar vorangegangenen Abschnitt genannten Beispielen aber kann diese Ansicht wohl nicht mehr richtig sein. Das Gemeinsame, und damit auch die Erklärung für die unspezifische Gewöhnung scheint weniger auf der chemischen, als auf der funktionellen Seite, d. h. am Organismus, zu suchen zu sein. Und da fällt auf, daß in fast allen Fällen unspezifische Gewöhnung vor allem an den Wirkungen beobachtet wurde, für welche auch die spezifische Gewöhnung bestand; d. h. z. B. daß die gegen die haemolytische Wirkung des Phenylhydrazins gefestigten Erythrozyten auch gegen die haemolytischen Einflüsse anderer Stoffe resistenter waren u.s.w. Wenn auch nicht bestritten werden soll, daß es von dieser Regel Ausnahmen geben mag, so darf man doch vermuten, daß die der unspezifischen Gewöhnung zugrunde liegenden Mechanismen irgendwie mit der *Wirkung* der betreffenden Stoffe eng verknüpft sind.

Über eine anscheinend besondere Form von unspezifischer Gewöhnung ist von einigen Mitarbeitern Amsler's berichtet worden. Nach Smilga 1933 soll am Meerschweinchen durch Gewöhnung an Alkohol die lokalanästhetische Wirksamkeit des Cocains stark vermindert werden, beurteilt an der Dauer einer Anästhesie der Cornea. Balodis 1933 hat dasselbe Phänomen auch für einige andere Lokalanästhetika beschrieben und später (Balodis 1934) auch über eine ähnliche Verkürzung der mydriatischen Wirkung lokal eingeträufelten Adrenalins berichtet. Oelkers 1935 hat allerdings die Befunde von Smilga nicht reproduzieren können.

Die Gewöhnung als Anpassungserscheinung.

Wenn wir die verschiedenen, in unserer bisherigen Betrachtung angeführten Befunde und Ansichten abschließend gegeneinander abwägen, so sind es vor allem drei Momente, die immer wieder auftreten und die deshalb für das Verständnis der Gewöhnungsphänomene von grundsätzlicher Bedeutung sein dürften. Das erste ist die Angabe, daß für die Ausbildung einer Gewöhnung nicht in erster Linie der gewöhnbare Stoff, sondern die durch diesen Stoff hervorgerufenen Wirkungen wichtig seien. Sie wird gestützt durch die Tatsache, daß verschiedene Wirkungen ein- und desselben Stoffes verschieden starke Gewöhnung zeigen können (siehe Seite 43), dann durch die Tatsache, daß gleiche Wirkungen chemisch verschiedener Stoffe das Phänomen der unspezifischen Gewöhnbarkeit zeigen können (siehe Seite 45), und schließlich durch direkte experimentelle Belege wie die auf Seite 19 (Bucher) erwähnten. Der Zustand der Gewöhnung selbst besteht darin, daß die Wirkung einer bestimmten Dosis eines Stoffes nicht mehr gleich stark ist. Das zweite ist die Angabe, daß die Gewöhnung eine aktive Leistung des Organismus zu sein scheint. In diesem Sinne spricht die Erfahrung, daß „vergiftete" Organismen, die zu hohe Dosen des betreffenden Stoffes erhalten haben, das Phänomen der Gewöhnung nicht mehr zeigen (siehe Seite 20). Das dritte endlich ist die Tatsache, daß der Organismus die Befähigung zu dieser Leistung erst nach und nach, d. h. im Verlaufe einer gewissen Zeit erwerben kann (siehe Seite 18).

Die genannten drei Momente legen die Vermutung nahe, daß die Wirkungsabschwächung im Gefolge einer Gewöhnung zunächst einmal nichts anderes sei als eine Gegenregulation des Organismus gegen die betreffende Wirkung, und zwar eine Gegenregulation, die als Folge der immer wiederholten Beanspruchung zunehmend leistungsfähiger geworden ist. Wenn einem normalen, in seinen verschiedenen Funktionen ausbalancierten Organismus erstmals ein Stoff zugeführt wird in einer Dosis, die eine manifeste Wirkung hervorruft, so wird der Organismus als Gesamtheit hierauf reagieren. D. h. er wird unter anderem die störende Wirkung durch zweckmäßige gegenregulatorische Maßnahmen zu kompensieren suchen. Bei wiederholter Verabreichung der Stoffe während der relativ langen Zeit, die zur Gewöhnung eines Organismus erforderlich ist, werden naturgemäß auch die gegenregulatorischen Maßnahmen des Organismus entsprechend oft beansprucht. Die Gegenregulation aber ist bekanntlich eine Leistung des Organismus. Wo immer aber ein Organismus wiederholt oder vermehrt Leistungen zu vollbringen hat, paßt er sich dem an dadurch, daß er beispielsweise die für die betreffende Leistung erforderlichen Elemente in vermehrter Anzahl zur Verfügung stellt oder daß er die vorhandenen stärker entwickelt u. s. w. Es ist jedenfalls nicht einzusehen, warum der Organismus hier nicht prinzipiell gleich reagieren sollte wie wenn er beispielsweise bei vermehrter mechanischer Beanspruchung einen Muskel hypertrophieren läßt. Es ist deshalb anzunehmen, daß der Organismus im Verlaufe eines Gewöhnungsexperimentes eine immer leistungsfähigere Gegenregulation entwickeln wird. Nach dieser Auffassung liegt der Gewöhnung nicht etwa eine qualitativ geänderte Reaktionsweise zugrunde; sie scheint vielmehr ausschließlich auf bereits tätigen oder doch vorgebildeten Reaktionsmöglichkeiten zu beruhen, die quantitativ verstärkt werden können. Da die Verstärkung aber keineswegs alle Mechanismen, aus denen die, wahrscheinlich komplexe, Gegenregulation letzten Endes zusammengesetzt ist, gleichmäßig betreffen muß, so kann eventuell eine qualitative Änderung derselben vorgetäuscht werden.

Die Ansicht, daß eine „durch Übung leistungsfähiger gewordene Gegenregulation" die Ursache von Gewöhnungsphänomenen sein könnte ist schon von VOLLMER 1932, 1934 und von VOLLMER und RICHTER 1940 angedeutet worden. Und wenn GOLDBERG 1943 annimmt, daß die Gewohnheitstrinker den Alkohol vor allem auch deshalb besser vertragen würden, weil sie gelernt hätten, dessen Wirkungen „psychisch besser zu kompensieren", so verleiht er damit der Idee der Gegenregulation konkreten Ausdruck. Auch die Morphintheorie von TATUM, SEEVERS und COLLINS 1929 sieht in den „Gegenwirkungen" die eigentliche Ursache der Gewöhnung (siehe Seite 26); allerdings sind dort die Gegenwirkungen nicht als eigentliche Gegenregulation des Organismus gedacht, sondern es wird angenommen, daß sie direkte Morphinwirkungen seien.

Die Auffassung, wonach die Gewöhnung in der, infolge von wiederholter Beanspruchung besonders leistungsfähigen Gegenregulation bestehen soll, sagt selbstverständlich vorerst nur über das Grundsätzliche der Gewöhnungsphänomene im allgemeinen etwas aus. Die Frage nach den detaillierten Mechanismen, die einer solchen Gegenregulation zugrunde liegen mögen, mit anderen Worten die Frage nach der eigentlichen, der letzten Ursache jedes einzelnen Falles von Gewöhnung, ist damit leider nicht beantwortet. Es ist anzunehmen, daß die Gegenregulation je nach der Art des Falles auf ganz verschiedenen Mechanismen beruhen dürfte. Nach den in den einzelnen Kapiteln über die verschiedenen gewöhnbaren Stoffe gemachten Angaben zu schließen, dürften humorale Mechanismen hierfür seltener in Frage kommen als zelluläre.

Wir möchten noch einem Einwand begegnen, der möglicherweise gegen die Auffassung von der Gewöhnung als aktivierter Gegenregulation gemacht werden könnte: Es ist bekannt, daß trotz bestehender starker Gewöhnung an die Wirkung eines Stoffes nicht immer für formal gleiche Wirkungen anderer Stoffe unspezifische Gewöhnung bestehen muß. Diese Tatsache aber kann nicht als stichhaltiger Einwand gelten, denn man darf wohl annehmen, daß Wirkungen, auch wenn sie uns formal als „gleich" imponieren, doch nicht bis in alle Details aus absolut gleichen Wirkungskomponenten zusammengesetzt sein müssen; das Zustandekommen einer unspezifischen Gewöhnung aber ist selbstverständlich gerade davon abhängig, ob und in welchem Grade die der Gewöhnung zugrunde liegenden Gegenregulationen bei der anderen Wirkung ebenfalls beansprucht werden. Wir möchten das Gesagte an Hand des auf Seite 19 beschriebenen Versuches über die Gewöhnbarkeit von Meerschweinchen an ein Histaminaerosol kurz theoretisch erläutern:

Bei diesem Versuch bestehen unseres Erachtens prinzipiell vier Möglichkeiten, die Gewöhnung zu erklären. Erstens käme eine zwar kausale, gleichzeitig aber nur lokal vorhandene Gegenregulation in Frage. Dieser Fall bestünde dann, wenn die erhöhte Toleranz für das Histaminaerosol darauf beruhen würde, daß z. B. eine am Wirkungsort selbst gebildete spezifische Histaminase in größerem Umfang zur Verfügung gestellt würde. Infolgedessen wäre zu erwarten, daß die Meerschweinchen elektiv nur gegen einen durch Histamin hervorgerufenen Bronchospasmus resistenter wären. Zweitens wäre eine zwar ebenfalls kausale, aber generalisiert nachweisbare Gegenregulation denkbar. Dieser Fall bestünde z. B. dann, wenn die zur lokalen Histaminzerstörung erforderliche Histaminase von einer anderswo gelegenen Histaminaseproduktionsstätte erleichtert und in vermehrtem Maße abgegeben würde. Infolgedessen wäre zu erwarten, daß auch für andere Histaminwirkungen (beispielsweise für eine durch Histamin hervorgerufene Kapillarerweiterung) erhöhte Toleranz bestehen würde. Drittens wäre eine symptomatische, gleichzeitig aber nur lokal vorhandene Gegenregulation möglich. Dieser Fall bestünde dann, wenn die Gewöhnung des Organismus an den Histaminbronchospasmus beispielsweise darauf beruhen würde, daß an den zuständigen adrenergischen Endigungen der Bronchialschleimhaut vermehrt Sympathin freigesetzt würde und daß es damit symptomatisch zu einer kompensatorischen Bronchialmuskelerschlaffung käme. Infolgedessen wäre zu erwarten, daß auch für einen andersartig ausgelösten Bronchospasmus (wie z. B. Acetylcholinbronchospasmus) erhöhte Toleranz vorhanden sein dürfte. Viertens endlich wäre eine symptomatische, aber generalisiert nachweisbare Gegenregulation denkbar. Dieser Fall bestünde dann, wenn die symptomatische Bronchialmuskelerschlaffung nicht durch das an Ort und Stelle vermehrt abgesonderte Sympathin zustande käme, sondern z. B. dadurch, daß die Nebennieren erleichtert Adrenalin abgeben würden. Infolgedessen könnte man erwarten, daß eventuell gegen vielerlei Stoffe resp. gegen deren Wirkungen eine erhöhte Toleranz vorhanden sein könnte, nämlich immer dann, wenn den betreffenden Wirkungen schon normalerweise durch Adrenalinausschüttung begegnet würde. Es könnte also z. B. erhöhte Toleranz vorhanden sein gegen die kapillarerweiternde Wirkung von Histamin, desgleichen aber auch gegen die kapillarerweiternde Wirkung irgendeines anderen Stoffes. Mit diesen Beispielen haben wir für jede der vier typischen Klassen je eine mögliche Gegenregulation detailliert genannt; es braucht wohl nicht besonders betont zu werden, daß in jeder Klasse noch viele andere Möglichkeiten bestehen können. Diese theoretische Betrachtung kann uns einen Begriff geben davon, welche Voraussetzungen erfüllt sein müssen, damit es zur unspezifischen Gewöhnung kommt.

Die Auffassung, die Gewöhnung grundsätzlich als Ausdruck einer aktivierten Gegenregulation des Organismus zu betrachten, erklärt auch gewisse andere Formen von Empfindlichkeitsänderungen bei gewöhnten Organismen, die sonst nicht ohne weiteres mit der Gewöhnung in Zusammenhang gebracht werden können. So hat z. B. VOLLMER 1932, 1934 an Mäusen, die an Äthylalkohol gewöhnt waren, feststellen können, daß in Toxizitätsversuchen eine im Vergleich zu den Kontrolltieren gesteigerte Empfindlichkeit gegen Colchizin und Hydrochinon bestand. Dieser Befund ist deshalb vorerst eigenartig, weil die in Frage stehenden Stoffe Alkohol, bzw. Colchizin und Hydrochinon ganz verschiedene Wirkungen entfalten (der erstgenannte wirkt narkotisch, die letztgenannten wirken erregend); er erklärt sich aber zwanglos, wenn man annimmt, daß *eine* Gegenregulation[1] des Mäuseorganismus gegen die chronische Alkoholzufuhr darin besteht, daß der Alkohol beschleunigt verbrannt, d. h. oxydiert wird. Eine solche Annahme scheint nicht abwegig, da die auf Seite 31 erwähnten Versuche (PRINGSHEIM u. a.), wonach mit der Gewöhnung an Alkohol auch die Oxydationsfähigkeit für denselben zunehmen soll, gerade auch an Nagern (Ratten) durch-

---

[1] Wir möchten betonen, daß hier nicht zur Diskussion steht, ob das die einzige ist; immerhin möchten wir das für unwahrscheinlich halten.

geführt sind. An einer gesteigerten Oxydationsfähigkeit für Alkohol dürften aber wohl alle Gewebe mehr oder weniger beteiligt sein, da ja bekanntlich der Alkohol als wenig differenziertes Pharmakon in fast der gleichen Konzentration sozusagen überall Wirkungen hervorzurufen imstande ist. Mit der Annahme einer gesteigerten Oxydationsfähigkeit der Gewebe aber könnte erklärt sein, weshalb die Tiere gegen Colchizin und gegen Hydrochinon empfindlicher waren. Die Oxydationsprodukte der beiden Stoffe nämlich hatten sich in akuten Toxizitätsversuchen ebenfalls als giftiger erwiesen als Colchizin respektive Hydrochinon selbst. Cahen 1935, 1936 andererseits gewöhnte Kaninchen an Morphin und konnte zeigen, daß diese Tiere auf eine intravenöse Injektion von Bierhefe mit stärkeren Temperatursteigerungen reagierten als die entsprechenden Kontrolltiere. Ein Kausalzusammenhang dieser Befunde mit der Gewöhnung an Morphin scheint vorerst schwer herzustellen. Er ist aber nicht so abwegig, wenn man sich vergegenwärtigt, daß bei normalen Kaninchen (Cahen 1936 II) auf eine Morphininjektion eine Temperatursenkung auftritt, bei morphingewöhnten hingegen nicht mehr. Man braucht jetzt nur noch einen Schritt weiter zu gehen und anzunehmen, daß im Zustande der Gewöhnung die Temperaturerniedrigungen nur deshalb ausbleiben, weil die Gegenregulationen durch die wiederholte Beanspruchung leistungsfähiger geworden sind. Dadurch dürfte der normalerweise bestehende Gleichgewichtszustand zwischen den auf Temperatursenkung und den auf Steigerung tendierenden Mechanismen zugunsten der letzteren verschoben worden sein, und damit wären die scheinbar unzusammenhängenden Befunde von Cahen einheitlich erklärt.

Wenn man die den verschiedenen Gewöhnungen zugrunde liegenden Mechanismen als allmählich leistungsfähiger gewordene gegenregulatorische Maßnahmen des Organismus betrachtet, so ist damit eo ipso gesagt, daß man in der Gewöhnung eine *Anpassungserscheinung* des Organismus zu sehen hat. Der Zweck einer solchen Anpassung ist wohl leicht einzusehen. Es soll damit den Störungen begegnet werden, die bei wiederholter Zufuhr von gewissen Stoffen durch deren Wirkungen immer wieder hervorgerufen würden. Ob eine Gewöhnung mehr oder weniger stark ausgesprochen ist, würde danach einfach davon abhängig sein, ob die der betreffenden Gegenregulation zugrunde liegenden Mechanismen überhaupt einer Anpassung an erhöhte Beanspruchung fähig sind. Ist dies der Fall, dann ist die weitere Voraussetzung die, daß die täglich wiederholte zusätzliche Beanspruchung der gegenregulatorischen Mechanismen eine solche Mehrbeanspruchung für dieselben bedeutet, daß sie zur Mehrleistung (zur „Hypertrophie") angeregt werden.

Die Gewöhnung als Anpassungserscheinung kann unseres Erachtens besonders sinnfällig illustriert werden durch das früher erwähnte Gewöhnungsbeispiel von Lendle. Hier gewöhnten sich Frösche an einen Daueraufenthalt in einem alkoholhaltigen Milieu anscheinend ausschließlich dadurch, daß die Permeabilität ihrer Haut für Alkohol vermindert wurde, und somit der für die Tiere toxische Stoff vom Organismus ferngehalten wurde. Auch das früher erwähnte Gewöhnungsbeispiel von BEHREND und THIENES scheint uns in gewisser Hinsicht besonders illustrativ. Diese Autoren konnten bekanntlich wachsende Ratten an Nikotin gewöhnen, nicht aber ausgewachsene. Es scheint nicht abwegig, anzunehmen, daß junge, noch wachsende Individuen einer Anpassung eher fähig sein sollten als ausgewachsene.

Die Auffassung gewisser Autoren (AMSLER, STARKENSTEIN), wonach die Gewöhnung Ausdruck einer chronischen Vergiftung des Organismus sein sollte, können wir nicht teilen, und zwar nicht zuletzt deshalb, weil erwiesenermaßen Gewöhnung bestehen kann, ohne daß vom gewöhnbaren Stoff überhaupt noch etwas im Organismus vorhanden zu sein braucht.

II. Die induzierte Resistenzsteigerung von Protisten gegen wachstumshemmende und mikrobizide Substanzen.

1. Die Resistenzsteigerung in vitro.

a) Die ersten Beobachtungen und ihre Deutung.

Lange bevor PAUL EHRLICH den Begriff der Arzneifestigkeit — der Resistenzsteigerung in vivo — definiert und durch seine Untersuchungen an pathogenen Protozoën auf eine sichere experimentelle Grundlage gestellt hatte, lag bereits eine große Zahl von Beobachtungen über die Tatsache vor, daß sich einzellige Organismen an wachstumshemmende und mikrobizide Stoffe im Reagenzglase bis zu einem gewissen Grade gewöhnen lassen. W. HAUSMANN (1907) stellte die bis zu diesem Zeitpunkt ermittelten Daten über die Giftfestigung von Bakterien, Hefen, Schimmelpilzen und Protozoën zusammen und sein Bericht ließ bereits erkennen, daß man — zum Teil mit Erfolg — bestrebt war, zu konkreten Vorstellungen über die Ursachen der geänderten Reaktionsfähigkeit zu gelangen.

Unter den allgemeinen Erkenntnissen, welche diese nun schon weit zurückliegende Epoche zutage förderte, standen im Vordergrund einerseits die außerordentliche Verschiedenheit der Mittel, deren sich lebende Zellen, bzw. rasch aufeinanderfolgende Zellgenerationen bedienen, um sich gegen chemische Noxen in der sie umgebenden und ernährenden Flüssigkeit zu schützen, und anderseits die Feststellung, daß mit der Resistenzsteigerung Änderungen biologischer Funktionen einhergehen können, die sich mit der Giftabwehr nicht in unmittelbaren Zusammenhang bringen lassen und daher zunächst nur als Indikatoren tiefgreifender Verschiebungen in den das Leben und das Wachstum der Mikroben beherrschenden Prozessen im Innern der Zellen bewertet werden durften.

In beiden Beziehungen waren die Arbeiten von J. EFFRONT richtunggebend. J. EFFRONT (1893) zeigte, daß man Hefe an Konzentrationen von Flußsäure oder Fluorammonium gewöhnen kann, welche sonst das Wachstum und die Gärtätigkeit völlig unterdrücken, und E. Sorel (1894) vermochte die Toleranz noch über das von Effront angegebene Maß hinaus zu erhöhen. Wie Effront[1] später nachwies, erwarb die Hefe im Laufe des Akkomodationsprozesses die Fähigkeit, Kalk zu speichern und mit Hilfe desselben das in die Zellen eindringende lösliche Fluorid in unlösliches und daher unschädliches Fluorcalcium umzusetzen. Die an Fluor gewöhnte Hefe vermehrte sich schwächer als die Ausgangshefe, entfaltete aber eine bis auf das Zehnfache gesteigerte Gärtätigkeit; gegen Milchsäure war sie empfindlicher, indem sie durch Konzentrationen dieser Säure im Wachstum gehemmt wurde, welche für normale Hefe unschädlich waren. Die Gewöhnung an Flußsäure konnte Effront auch bei einem anderen Sproßpilz, Mycoderma aceti, erzielen; in diesem Falle hatte jedoch die Gewöhnung an Flußsäure eine stärkere Umgestaltung der enzymatischen Funktionen zur Folge als bei der fluorgewöhnten alkoholproduzierenden Hefe, indem mit fortschreitender Anpassung die Essigausbeute sank und um so mehr Wasser und CO_2 gebildet wurde.

1902 veröffentlichte C. Pulst Untersuchungen über die Widerstandsfähigkeit von Schimmelpilzen gegen metallische Gifte, hauptsächlich gegen Nickel- und Kupfersulfat und über die Möglichkeit, die ursprüngliche Resistenz zu steigern. Die natürliche Toleranz war bei verschiedenen Schimmelpilzarten verschieden, schwankte aber auch bei verschiedenen Stämmen derselben Art beträchtlich, z. B. bei *verschiedenen Rassen von Penicillium glaucum* zwischen 1—3 und 21 % $CuSO_4$. Anpassungen an höhere Konzentrationen ließen sich durchführen, bei Penicillium glaucum und Nickelsulfat bis auf das Zehnfache der hemmenden Ausgangskonzentration. Als Ursache der nativen Resistenz von Penicillium glaucum gegen $CuSO_4$ fand Pulst die relative Undurchlässigkeit der Zellhaut für dieses Salz und nahm dementsprechend an, daß die Anpassung an höhere Konzentrationen auf einer bis zur absoluten Impermeabilität gehenden Steigerung dieser Eigenschaft beruhen dürfte. War diese Erklärung richtig, so ließ sich voraussehen, daß diese Art der Anpassung an ein Metallsalz auch eine erhöhte Resistenz gegen andere ähnliche metallische Gifte zur Folge haben würde, was — von einer Ausnahme abgesehen — tatsächlich zutraf.

b) Die Mannigfaltigkeit der Substanzen, gegen welche die Toleranz gesteigert werden konnte. — Gewöhnung verschiedener Protisten an das gleiche Gift.

Schon in der ersten Vorläuferperiode dieser Forschungsrichtung traten einige wichtige Erscheinungen zutage, die man aber zunächst als selbstverständlich hinnahm, die aber für das Verständnis der „Giftgewöhnungen" grundsätzliche Bedeutung besitzen: die Mannigfaltigkeit und chemische Verschiedenheit der Substanzen, an welche sich ein bestimmter

---

[1] cit. nach Lafar, Handb. d. techn. Mykologie, 5, 503 (1906).

Protist anpassen ließ, die Tatsache, daß verschiedenartige Protisten an dieselbe Substanz gewöhnt werden konnten, und drittens die Differenzen des Ausmaßes, bis zu welchem die Resistenz maximal gesteigert werden konnte. So erwies es sich z. B. als möglich, Hefe gegen Salzsäure und schweflige Säure [F. ROTHENBACH (1896)], gegen Formaldehyd [F. ROTHEN-BACH (1896), J. EFFRONT (1899)], gegen Kupfersalze [G. JACQUEMIN (1905)], gegen hohe Alkoholkonzentrationen (LAURENT), gegen gesteigerten Salzgehalt [J. EFFRONT (1900)] widerstandsfähiger zu machen, und anderseits fand J. EFFRONT, daß sich nicht nur Hefen, sondern auch Milch- und Buttersäurebakterien bis zu einem gewissen Grade an Flußsäure anpassen lassen. Diese und zahlreiche andere Versuchsresultate sprachen dafür, daß die Überführung löslicher in unlösliche Verbindungen und die Absperrung der empfindlichen Zellteile gegen die Invasion cyto-toxischer Stoffe nicht die einzigen Mechanismen sein können, welche den beobachteten Resistenzsteigerungen zugrunde liegen. Es konnten allerdings zum Teil hypothetische Argumente, zum Teil aber auch über-zeugende experimentelle Beweise erbracht werden, daß diese beiden Prozesse eine wichtige Rolle spielen. So hatte J. EFFRONT (1920) die induzierte Resistenz der Bierhefe gegen Arsenik und Formaldehyd auf die gesteigerte Produktion von H_2S, bzw. auf die erhöhte Fähigkeit zurückgeführt, die Aldehydgruppe durch Oxydation zu entgiften. Ander-seits gewann das Absperrungsprinzip einen festen Halt durch die Analyse der Arzneifestigkeit.

2. Die Resistenzsteigerung in vivo. — Die Arbeiten von N. von Jancsó.

P. EHRLICH hatte 1907 mitgeteilt, daß Trypanosoma brucei aus dem Blut infizierter Mäuse verschwindet, wenn man die Tiere mit Fuchsin behandelt; nach 1—2 Wochen erscheinen aber die Trypanosomen wieder im Blute und können abermals durch Fuchsin aus der Zirkulation elimi-niert werden; wenn man aber die Fuchsintherapie einigemale wiederholt, bleibt schließlich der Erfolg aus, weil die Trypanosomen im infizierten Organismus gegen Fuchsin resistent geworden sind. Es zeigte sich alsbald, daß die Trypanosomen auch gegen andere toxische Substanzen in vivo resistent gemacht werden können, insbesondere auch gegen Arsenver-bindungen.

Geraume Zeit nach der Entdeckung EHRLICHS vermochte N. VON JANCSÓ (1931, 1932) den Beweis zu erbringen, daß die chemotherapeutische Wirksamkeit verschiedener trypanocider Substanzen aus der Acridin-, Styrylchinolin- und Pyronin-Reihe darauf beruht, daß diese Stoffe in das Protoplasma der Trypanosomen eindringen und daselbst abgelagert werden; arzneifeste Trypanosomen nehmen dagegen die Chemothera-peutica nicht oder nur in minimalen Mengen auf, und „diese erworbene und erblich fixierte Undurchdringlichkeit des Parasitenplasmas" ist nach JANCSÓ der Grund ihres refraktären Verhaltens. Wie diese Veränderung des Plasmas zustande kommt und was man sich darunter vorzustellen hat, wurde von Jancsó nicht aufgeklärt. Man erhält aber den Eindruck eines physikalischen Vorganges, wofür ja auch die relativ geringe Spezifität der Festigung spricht, indem trypaflavinfeste Stämme auch gegen Arsenikalien und styrylchinolinresistente gegen Arsacetin resistent sind [C. H. Browning, J. B. Cohen, S. Ellingworth und R. Gulbranson (1929)]; vgl. hiezu die Aspezifität der Resistenz der Schimmelpilze gegen metallische Gifte und ihre Erklärung auf Seite 52.

Den Umstand, daß die Chemotherapeutica der Acridin-, Styrylchinolin- und Pyronin-Reihe fluoreszieren, benützte N. v. Jancsó (1932), um die eben präzisierten, mit anderen Methoden gewonnenen Resultate optisch zu verifizieren. Er fand, daß im Blute von infizierten Mäusen oder Ratten enthaltene Trypanosomen im Fluoreszenzmikroskop in der Regel unsichtbar sind, daß sie aber, falls man die Tiere mit größeren Dosen der bezeichneten Substanzen behandelt hat, in den für die gewählten Stoffe charakteristischen Farben aufleuchten. Arzneifeste Trypanosomen blieben dagegen unsichtbar. Man konnte somit den Vorgang der Aufnahme und Speicherung ebenso direkt sehen wie die Absperrung gegen das Eindringen, und war überdies imstande, die genauere Lokalisation des eingedrungenen Chemotherapeutikums festzustellen. Die Styrylverbindung wurde hauptsächlich im Kern, zum Teil auch im Blepharoplasten gespeichert, die Acridine dagegen vorwiegend im Blepharoplasten (vorausgesetzt, daß es sich um normale, das heißt um nicht arzneifeste Trypanosomen handelte). Daraus erklärte sich die schon früher bekannte Tatsache, daß die Acridine den Blepharoplasten zum Verschwinden bringen können, während er in arsenfesten Trypanosomen erhalten bleibt, da er durch das Chemotherapeutikum nicht erreicht werden kann. Mit Recht erblickte N. v. Jancsó die Bedeutung seiner Versuchsergebnisse darin, daß sie über das Wesen der seit Dezennien bekannten und noch nicht befriedigend aufgeklärten Arzneifestigkeit eine konkrete Aussage gestatteten. Die wichtige Frage, wie die Veränderung zustande kommt, kraft welcher die schädlichen Substanzen von den Trypanosomen nicht mehr aufgenommen werden, blieb unbeantwortet.

3. Andere Hypothesen, welche die Resistenzsteigerung in vitro und in vivo durch Vorgänge in den Zellen von Protistenpopulationen zu erklären versuchen.

a) Schwund der Affinität der Zell-Rezeptoren.

P. Ehrlich nahm an, daß die Rezeptoren der Zellen, welche die Aufnahme der Chemotherapeutica durch normale Trypanosomen bedingen, im Laufe der Entwicklung der Arzneifestigkeit ihre spezifische Affinität zu den chemotherapeutisch wirkenden Substanzen ganz oder partiell einbüßen. Da man aber die Trypanosomen an die verschiedensten Gifte gewöhnen das heißt gegen dieselben resistent machen kann, wäre man genötigt anzunehmen, daß in den Zellen eine außerordentlich große Anzahl von spezifischen (oder halbspezifischen), mithin voneinander verschiedenen Rezeptoren vorhanden ist, was von R. Dubos (1945, S. 320) und anderen Autoren als unwahrscheinlich bezeichnet wurde.

b) Veränderungen der fermentativen Aktivität.

An anderer Stelle wurden bereits die Beobachtungen von J. Effront erwähnt, denen zufolge die Erhöhung der Resistenz von Sproßpilzen gegen Fluor und Fluorammonium von *Änderungen der fermentativen Aktivität* begleitet wird. Der Zusammenhang zwischen Resistenzsteigerung und Verschiebung der fermentativen Leistungen war in diesen Fällen nicht ersichtlich. Er tritt aber sehr deutlich zutage, wenn man Protisten an neue Ernährungsquellen anzupassen sucht, wofür ein aus dem Werke von C. N. Hinshelwood (1. c., S. 172) entlehntes Beispiel hier angeführt werden mag:

D. S. Davies suchte das Bact. lactis aërogenes durch fortgesetzte Züchtung in Nährmedien, welche nur je ein oder zwei bestimmte Kohlehydrate enthielten, auf die dargebotenen Kohlenstoffquellen so weit als möglich einzustellen. Schließlich wurde die relative Wachstumsgeschwindigkeit bezogen auf die mit 100 bezeichnete Wachstumsgeschwindigkeit in Glucose, und die relative Dehydrogenase-Aktivität (gleichfalls bezogen auf die Aktivität in Glucose = 100) bestimmt. Die Resultate sind aus Tabelle 1 und 2 zu ersehen.

Wie die Tabellen zeigen, fiel das Maximum der Wachstumsgeschwindigkeit mit dem Optimum der Aktivität der Dehydrogenase zusammen, und diese Koinzidenz trat in allen Versuchen zutage, in welchen die angepaßten Varianten in Medien kultiviert wurden, welche das Kohlehydrat enthielten, an welches sie adaptiert worden waren. Eine starke Abweichung ließ sich nur bei der hohen Aktivität der Dehydrogenase für Maltose feststellen, welche nicht aus Zellen stammte, die auf Maltose trainiert waren; aber in diesem Falle war die präzisierte Koinzidenz von Dehydrogenase-Aktivität und Wachstumsgeschwindigkeit nicht vorhanden, indem das Wachstum in Maltose nicht mit maximaler Geschwindigkeit erfolgte (vgl. die Ziffern in den dritten Kolumnen der Tabelle 1 und 2).

Tabelle 1

Stämme, angepaßt an:	Relative Wachstumsgeschwindigkeit in (Glucose = 100)			
	Glucose	Lactose	Maltose	Sucrose
Glucose	100	33	30	53
Glucose und Lactose	100	100	39	72
„ „ Maltose	88	43	103	79
„ „ Sucrose	100	34	30	100

Tabelle 2

Stämme, angepaßt an:	Relative Dehydrogenase-Aktivität gegen (Glucose = 100)				
	Glucose	Lactose	Maltose	Sucrose	Glycerin
Glucose	100		131	47	—
Glucose und Lactose	100	113	128	113	15
„ „ Maltose	100	0	115	44	27
„ „ Sucrose	100	7	100	106	—
Glucose und Glycerin	100	15	—	—	100

Diese bis zu einem gewissen Grade spezifischen Veränderungen der fermentativen Aktivität, welche die Anpassungen an neue Nährstoffe begleiten, sind im Prinzip leicht verständlich, und die im angeführten Beispiel zutage tretende Verschiebung der Dehydrogenase-Aktivität im Sinne des Angebotes einer bisher nicht verwendeten Kohlenstoffquelle entspricht biologischer Erwartung. Bei den Anpassungen an wachstumshemmende oder mikrobizide Stoffe hat man zwar Änderungen der enzymatischen Leistungen oft genug festgestellt, aber der Konnex mit der erzielten Resistenz war, wie bereits betont wurde, nicht immer offensichtlich. Immerhin wurden schon im vorigen Jahrhundert Beobachtungen veröffentlicht, aus welchen hervorging, daß wachstumshemmende Stoffe wie Ameisensäure oder Formaldehyd nach hinreichend weit gediehener Akkomodation schließlich wachstumsfördernd wirken, wobei die genannten Stoffe zerstört und als Nährstoffe verwendet werden [J. EFFRONT (1899), A. PÉRÉ (1896), C. NÄGELI (1881), E. DUCLAUX (1892)], was ohne Umstellung des für das Wachstum der Mikroben maßgebenden ursprünglichen Fermentsystems undenkbar wäre. Später fand S. M. NEUSCHLOSS (1919), daß Paramaecien gegen Chinin gefestigt werden können und gab als wahrscheinlichste Ursache dieser Resistenzsteigerung an, daß die Paramaecien die den Ausgangsformen fast völlig fehlende Fähigkeit erwerben, das Chinin durch abbauende Fermente zu zerstören. Ebenso ließ sich die Resistenz von Paramaecien gegen giftige Farbstoffe der Thiazin-, Benzidin- und Triphenylmethanreihen (speziell gegen Methylenblau, Trypanblau und Fuchsin) ganz beträchtlich steigern, wobei die vermutlich fermentativ bedingte Überführung der Farbstoffe in farblose und atoxische Derivate im Spiele war [NEUSCHLOSS (1920)].

In neuerer Zeit wurden die Fermente als solche bestimmt und ihre quantitativen Veränderungen gemessen. So fand C. M. MAC LEOD (1939). daß Stämme von Pneumokokken, welche gegen Sulfapyridin resistent waren, in ihrer Aktivität als Peroxyd und Dehydrogenase stark abgeschwächt waren. R. A. KINNEY und R. R. MELLON (1941) stellten fest. daß sich bei Pneumokokken unter dem Einfluß von Sulfonamiden verschiedene neue Stoffwechselprozesse entwickelten, indem sie H-Peroxyd produzierten, Inulin fermentierten und verschiedene Grade der Infektiosität zeigen.

In den Rahmen dieser Forschungsrichtung gehört auch die sogenannte „Verdrängungshypothese" welche sämtliche Resistenzsteigerungen der Bakterien gegen Sulfonamide auf einen gemeinsamen Mechanismus zurückzuführen suchte. Seit den Untersuchungen von D. D. WOODS (1940), WOODS und P. FILDES (1940), S. D. RUBBO J. M. GILLESPIE (1940) u. a. stand im Mittelpunkt des Interesses die Tatsache, daß man die Wirkung der Sulfonamide durch die p-Aminobenzoësäure antagonistisch beeinflussen kann, und der Gedanke, daß die induzierte Resistenzsteigerung von Bakterien gegen Sulfonamide auf einer Überproduktion der genannten Aminosäure beruhen könnte, erschien daher als eine naheliegende und einfache Lösung. In der Tat konnte diese Überproduktion in einigen Fällen, z. B. bei gegen Sulfathiazol resistent gemachten Stämmen von Staphylococcus aureus nachgewiesen werden [M. LANDY, N. W. LARKUM, E. J. OSWALD und F. STREIGHTOFF (1943), R. D. HOUSWRIGHT und S. A. KOSER (1944)]; bei anderen Bakterien (Shigella paradysenteriae) trat sie jedoch nicht in Erscheinung [HOUSWRIGHT und KOSER (1944)], ja es zeigten sich sogar Differenzen zwischen verschiedenen Stämmen derselben Bakterienart oder es ergaben sich Unterschiede bei einem und demselben Stamm von Bact. coli, indem die Gewöhnung an niedrige Konzentrationen von Sulfathiazol keine, die Gewöhnung an höhere Konzentrationen dagegen eine deutliche Mehrproduktion von p-Aminobenzoësäure zur Folge hatte [R. LEMBERG, D. TANDY und N. E. GOLDSWORTHY (1946)]. Die vielfachen Widersprüche zwischen den erzielten Resultaten können nicht überraschen. Die Erwartung, daß die Resistenzsteigerung mit einer Überproduktion von p-Aminobenzoësäure einhergehen und durch diese bedingt sein dürfte, war auf die „Verdrängungshypothese" („competitive inhibition") von D. D. WOODS (1940) aufgebaut, welcher annahm, daß die Verwertung der p-Aminobenzoësäure im Stoffwechsel der Bakterien durch eine Fermentreaktion ermöglicht wird; diese Reaktion soll nach WOODS durch Sulfanilamid gestört werden, indem es die p-Aminobenzoësäure wegen seiner chemischen Ähnlichkeit verdrängt, ohne sie funktional zu ersetzen. Zudem war die Verdrängungshypothese eine gewagte Analogie zu dem von V. GEGENBAUER (1922) entdeckten und von P. FILDES (1940/41) — ohne Kenntnis seines Vorläufers — abermals beschriebenen und analysierten Phänomen, daß Staphylokokken, die man ihrer Vermehrungsfähigkeit in vitro und in vivo durch Sublimat beraubt, durch Einwirkung von Sulfhydrylgruppen ihre vitalen Funktionen zurückgewinnen. P. FILDES deutet die Inaktivierung durch Sublimat so, daß sich das Hg in der Bakterienzelle mit SH verbindet und auf diese Weise die Zelle gewisser Substanzen beraubt, welche sie für ihren Stoffwechsel unbedingt braucht; warum aber die hemmende Wirkung des Hg reversibel ist und warum der Verlust der Vermehrungsfähigkeit gerade durch jene Sulfhydrylgruppen rückgängig gemacht werden kann, deren Bindung durch Hg — laut Hypothese — die Inaktivierung bewirken soll, hat FILDES nicht befriedigend erklärt (R. DOERR, 1944, S. 283). Die auf so unsicheren Voraussetzungen ruhende Verdrängungshypothese wurde naturgemäß in Anbetracht ihrer theoretischen Unzulänglichkeit von vielen Seiten angegriffen, und es ergaben sich überdies auch experimentelle Anhaltspunkte, welche ihre allgemeine Gültigkeit in Frage stellten, so die Entdeckung eines Sulfanilamides (4-Aminomethylbenzolsulfonamid = Homosulfanilamid oder Marfanil), welches durch p-Aminobenzoesäure nicht beeinflußt wurde [E. A. BLISS und H. C. DEITZ (1944)], und die Feststellung, daß die bakteriostatische Wirkung der Sulfanilamide nicht nur durch p-Amino-benzoësäure, sondern auch durch andere Stoffe wie Methionin oder Harnstoff gehemmt werden kann [H. J. KOHN (1943) u. a.]. Selbst wenn man den Antagonismus zwischen Sulfonamiden und p-Aminobenzoësäure als einen vielversprechenden Ausgangspunkt für weitere Fragestellungen betrachten wollte, würde sich daraus nicht der Schluß ergeben, daß die Resistenzsteigerung gegen Sulfonamide ihren Ausdruck in einer Über-produktion von p-Aminobenzoësäure finden muß. So will TH. LINK (1943) festgestellt haben, daß Staphylokokkenstämme durch das Wachstum auf sulfonamidhaltigen Nährböden die Fähigkeit erwerben, die Sulfonamide durch ein besonderes, diese Chemotherapeutica direkt angreifendes Enzym umzubauen derart, daß sich ihre bakteriostatische Wirkung in das Gegenteil verwandelt; LINK denkt sich den Vorgang so, daß die Sulfonamidgruppe in eine Carbongruppe umgesetzt wird, wo-durch das Produkt die Eigenschaften der p-Aminobenzoësäure, eines Metaboliten der Staphylokokken, gewinnen würde. Wie man sieht, liegt hier eine Vorstellung zugrunde, die aus alten Beobachtungen ab-geleitet wurde, daß wachstumshemmende Stoffe nach hinreichend weit getriebener Akkomodation schließlich als Nährstoffe verwendet werden können (s. S. 56).

Im Falle des antagonistischen Verhältnisses zwischen Sulfanilamiden und p-Aminobenzoësäure wird die hypothetische Lösung des Problems im Prinzip dadurch erleichtert, daß die beiden entgegengesetzt wirkenden Substanzen chemisch definiert sind. Wenn es auch hier nicht gelang, eine allseits befriedigende Theorie aufzustellen, liegt der Grund darin, daß man das Fermentsystem nicht oder nicht genau kennt, in welches Sulfanilamide und die p-Aminobenzoësäure eingreifen [H. v. EULER, 1942, S. 1878; W. B. WOOD und R. AUSTRIAN (1942)].

Meist muß man sich damit begnügen, die nachweisbaren Veränderungen im Fermenthaushalt der resistent gewordenen Mikroben einfach fest-zustellen, deren Bedeutung für die Resistenzerhöhung zwar nicht direkt ersichtlich ist, die aber durch Beobachtungen anderer Art am gleichen Objekt erkenntnistheoretischen Wert gewinnen. Wie das zu verstehen ist, sollen folgende Beispiele lehren:

Wenn man Bact. lactis aerogenes längere Zeit in Gegenwart von Sulfonamid züchtet, wird es gegen dieses Chemotherapeuticum resistent und behält diese Eigenschaft auch dann, wenn es längere Zeit in sulfonamid-freien Medien fortkultiviert wird. Während der Entwickelung der Resistenz steigt die Catalase-Aktivität der Bakterienzellen. Nun kann man die Sulfonamidresistenz eines stabil angepaßten Stammes auslöschen, wenn man denselben in Gegenwart von Proflavin[1] wachsen läßt; doch ist dieser Effekt an die Voraussetzung gebunden, daß der zum Versuch verwendete Stamm nicht schon vorher an Proflavin angepaßt worden war. Wachstum in Proflavin setzt aber die Catalase-Aktivität herab, gleichgültig, ob es sich um normale oder um an Sulfonamid gewöhnte Stämme von Bact. lactis aerogenes handelt. (C. N. HINSHELWOOD, 1946, S. 124 und 159). Daß das Proflavin, welches die Catalasefunktion der Zellen im entgegengesetzten Sinne wie Sulfonamid beeinflußt, die Resistenzsteigerung gegen Sulfonamid aufzuheben vermag, wenn sich der resistente Stamm in Gegenwart von Proflavin vermehren muß, deutet darauf hin, daß der Resistenzsteigerung und ihrem Verlust Vorgänge in der enzymatischen Kinetik der Zellen zugrunde liegen.

Ein anderes Beispiel ist das Verhalten bestimmter Enzyme des Bact. coli bei der Züchtung in Medien, deren p_H vom optimalen Wert abweicht. Es tritt insofern keine Anpassung ein, als das Optimum und die Toleranzgrenze unverändert bleiben. Aber eine Gruppe von Enzymen, zu welchen die Urease und die Catalase gehören, nehmen, wenn sich der p_H, bei welchem sich das Bact. coli vermehren muß, vom Optimum entfernt, in den Zellen an Menge zu, so daß die infolge des ungünstigen p_H abnehmende Aktivität gerade kompensiert wird [E. F. GALE und H. M. EPPS (1942)]. Da sich die bei einem ungünstigen p_H entstehende höhere Fermentproduktion nicht sofort zurückbildet, wenn die Colibakterien in ein Medium mit optimalem p_H verpflanzt werden, so kann der scheinbar paradoxe Fall eintreten, daß bei optimalem p_H mehr Ferment gebildet wird als dies bei einem Stamm ohne Vorgeschichte, das heißt ohne vorausgegangenes Wachstum bei ungünstigem p_H, geschehen würde. C. N. HINSHELWOOD (1946, S. 159) legt auf diese Tatsache, daß die Enzymmenge pro Zelle gesteigert wird, bis ein gewisses Ausmaß der Enzymwirkung trotz des ungünstigen pH wieder hergestellt ist, besonderes Gewicht, weil sie für Anpassungsvorgänge der enzymatischen Kinetik in sämtlichen Zellen einer Bakterienpopulation einen interessanten Beweis erbringt.

c) Selektion von Mutanten.

Alle bisher besprochenen Hypothesen über den Mechanismus der Resistenzsteigerung von Protisten gegen toxische Substanzen nehmen an, daß es sich um Veränderungen handeln müsse, welche sich in sämtlichen, in Vermehrung begriffenen Zellen der Protistenpopulationen abspielen. Das gilt in gleicher Weise von der Überführung der toxischen Substanzen in atoxische Derivate wie von der Absperrung gegen das Eindringen der Gifte bis zu ihren Angriffspunkten, der EHRLICH'schen Theorie vom Rezeptorenschwund und der Vorstellung, daß das am Wachstum und der Vermehrung der Protisten essentiell beteiligte Fermentsystem

---

[1] 2,8 Diaminoacridin.

quantitative oder qualitative Umgestaltungen erleidet. In prinzipiellem Gegensatze zu dieser leitenden Idee steht die Doktrin, daß die einzelnen Zellen der Protistenpopulationen an der Resistenzsteigerung überhaupt nicht beteiligt sind, sondern daß es sich um präexistente oder während des Versuches entstehende Mutanten handle, das heißt um wenige Exemplare, welche die gesteigerte Resistenz bereits besitzen, und welche bei der Züchtung der Protisten in Anwesenheit der toxischen Stoffe infolge natürlicher Auslese allmählich das numerische Übergewicht über die nicht-resistenten Varianten gewinnen, bis diese aus den Populationen völlig verdrängt sind. Von dieser Lehre, welche alle Gewöhnungsexperimente (nicht nur die an toxische Stoffe) durch ein Wechselspiel von Mutation und Selektion, und wo das nicht zureicht, durch Rückmutation zu erklären sucht, wird an anderer Stelle die Rede sein.

d) Untersuchung des Werdegangs als heuristisches Prinzip.

Statt von irgendeiner Hypothese auszugehen, welche man als heuristisches Prinzip bewertet, kann man, was zweifellos objektiver ist, einfach den *Werdegang der Resistenzsteigerung gegen entwickelungshemmende oder mikrobizide Stoffe* verfolgen, in der Erwartung, daß sich bei derartigen Untersuchungen gewisse, aufschlußreiche Gesetzmäßigkeiten herausstellen. Um solche Gesetzmäßigkeiten ausfindig zu machen, muß man sich quantitativer Methoden bedienen.

Für Bakterienkulturen hat C. N. HINSHELWOOD (l. c., S. 109 f.) den Weg skizziert, den man einzuschlagen hat, um die in diesem Verfahren liegenden Möglichkeiten auszuschöpfen. Da diese Wegleitung allgemeinere Bedeutung hat und da sie technische Ausdrücke enthält, die vielleicht nicht jedem Leser geläufig sind, sei sie an dieser Stelle wiedergegeben.

Für die quantitative Untersuchung empfiehlt es sich nach HINSHELWOOD erstens die initiale Wachstumshemmung (engl. „lag", abgekürzt mit L bezeichnet), zweitens die durchschnittliche Generationsdauer und drittens die Gesamtzahl der Bakterien zur Zeit ihres Maximums zu messen, und zwar als Funktionen einer Anzahl aufeinanderfolgender Subkulturen (Nährbodenpassagen) in Gegenwart einer bestimmten Konzentration des wachstumshemmenden Stoffes. In Fig. 1 ist ein Beispiel einer solchen Messung reproduziert, die darin besteht, daß man die Zahl der Bakterien im Kubikzentimeter des Nährmediums in regelmäßigen Zeitintervallen ermittelt; statt der gefundenen Zahlen sind die Logarithmen derselben als Ordinaten eingetragen, eine Darstellung, welche am einfachsten über die durchschnittliche Generationsdauer das heißt die Zeit Aufschluß gibt, während welcher sich die Zahl der Bakterien jeweils verdoppelt. Der Teil des Diagramms zwischen B und C heißt die Phase des logarithmischen Wachstums. Vor dieselbe ist eine Zeit geschaltet (Strecke $A\,B$), während welcher sich die Bakterien nur in geringem Ausmaß vermehren, jedenfalls nicht annähernd so stark wie in der Phase des logarithmischen Wachstums; diese Periode ist die initiale Wachstumshemmung (lag = L).

Wenn man nun dem Nährboden, auf welchen man den Bakterienstamm eingestellt hat, eine wachstumshemmende Substanz in nicht allzu hoher Konzentration zusetzt, z. B. einem an ein synthetisches Medium angepaßten Stamm von Bact. lactis aerogenes 43 mg pro Liter Kulturflüssigkeit Proflavin (2,8-Diaminoacridin), so vollziehen sich folgende, leicht feststellbare und meßbare Veränderungen: 1. die durchschnittliche Generationsdauer in der logarithmischen Phase des Wachstums nimmt

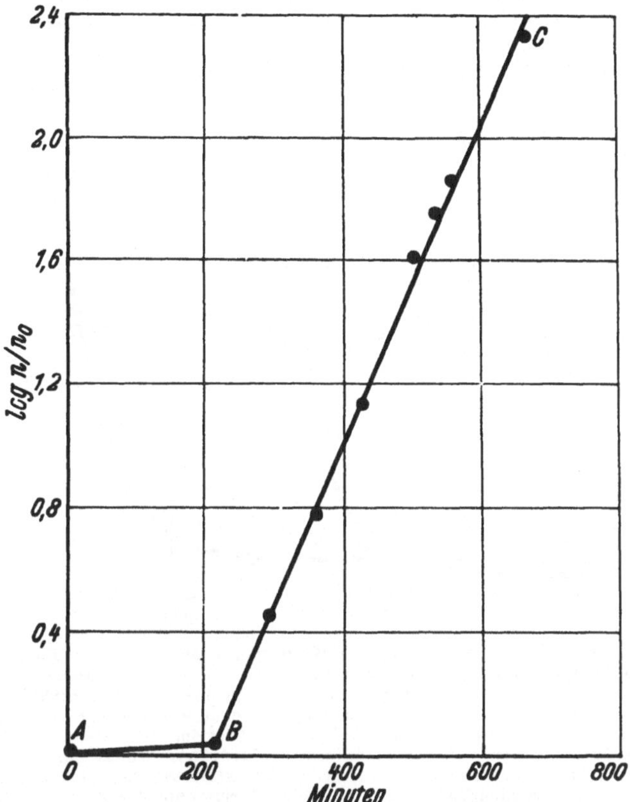

Abb. 1. Wachstumskurve eines Stammes von Bact. coli mutabile, welcher durch eine große Zahl von Subkulturen (Nährbodenpassagen) an ein synthetisches, aus Ammonsulfat, Lactose und Salzen zusammengesetztes Nährmedium soweit als möglich angepaßt wurde (nach HINSHELWOOD, l. c., S. 38). — n_0 bedeutet die Zahl der Bakterien zur Zeit des Versuchsbeginnes, praktisch gleich der Zahl der auf den Nährboden verimpften Bakterien.

zu, kehrt aber nach einer Anzahl von Nährbodenpassagen im proflavinhaltigen Medium zu dem normalen Wert zurück; 2. in der ersten Subkultur im proflavinhaltigen Medium treten oft lange, fadenförmige Zellen auf, welche anzeigen, daß die Zellteilung gehemmt ist; in den folgenden Passagen ist diese Fadenbildung nicht mehr zu sehen. 3. die Gesamtzahl der Bakterien (die Zahl der Bakterienzellen, aus welchen die entwickelte Population besteht) wird reduziert; auch wenn die Zellen in allen anderen Beziehungen an das Proflavin vollständig angepaßt sind, bleibt die Population im Vergleich zur Norm schwach und gegen diese Partialwirkung läßt sich keine „Immunität" erzielen. 4. die Dauer der intialen Wachstumshemmung (L) nimmt ganz erheblich zu, geht aber nach einer Reihe von Passagen in einem Medium von gleichem Proflavingehalt auf den normalen Wert zurück. Die erfolgte Anpassung an das Proflavin kommt also darin zum Ausdruck, daß sich die durchschnittliche Generationsdauer in der logarithmischen Phase des Wachs-

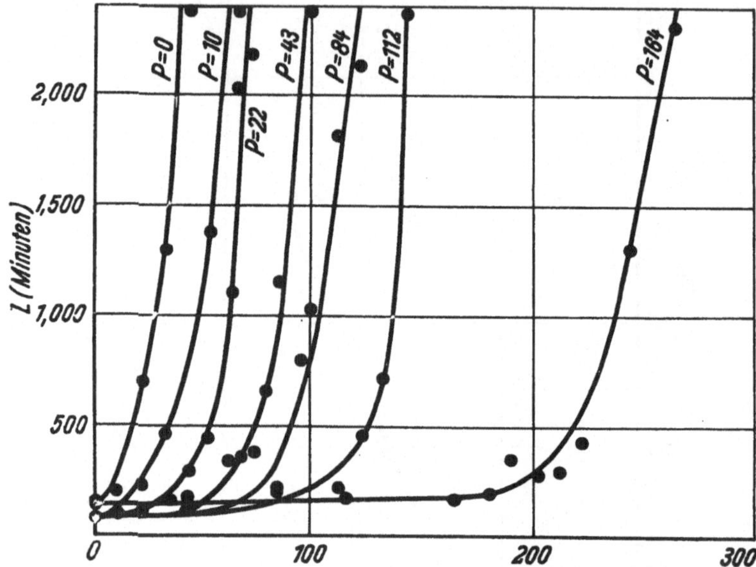

Abb. 2 (nach HINSHELWOOD, .c., S. 139). Die Werte von P an den oberen Enden der Kurven geben in mgr. Proflavin pro Liter die Konzentration an, an welche die Bakterien (Bact. lactis aerogenes) gewöhnt wurden; es sind 6 solcher Stämme, wozu eine Kontrolle hinzukommt, für welche P = 0 ist. Für diese 7 Stämme wurde L in Minuten bestimmt, und zwar für Konzentrationen von Proflavin, welche auf der Abszisse in mg pro Liter verzeichnet sind. Die schwarz ausgefüllten Kreise markieren das Minimum von L für die verschiedenen Prüfungskonzentrationen, und die Kurven verbinden die für die Kontrolle und für jede der 6, auf besondere Proflavinkonzentrationen eingestellten Varianten ermittelten L-Werte untereinander.

tums und die initiale Wachstumshemmung (L) so verhalten, als wenn im Nährmedium kein Proflavin vorhanden wäre.

Sind die Bakterien so weit als möglich an eine bestimmte Konzentration des hemmenden Stoffes = x angepaßt, so kann man weitere Aufschlüsse erhalten, wenn man das Verhalten dieses Stammes gegen eine Reihe von Konzentrationen prüft, welche kleiner sind als x, und insbesondere das Minimum der initialen Wachstumshemmung (L) feststellt. Verfährt man in gleicher Weise mit Ablegern desselben Stammes, welche an andere Konzentrationen des hemmenden Stoffes angepaßt wurden, variiert man also mit anderen Worten x, so ergibt die graphische Registrierung der Resultate eine Kurvenschar, welche die Beziehungen zwischen der Wachstumshemmung und den Konzentrationen des hemmenden Stoffes einerseits und die Abhängigkeit dieser Beziehungen von der Konzentration, an welche der Stamm jeweils angepaßt wurde, anderseits veranschaulicht (siehe Abb. 2).

Hat man die Anpassung auf die beschriebene Weise bewerkstelligt und den Vorgang analysiert, so untersucht man, ob und in welchem Grade die Resistenzsteigerung reversibel ist. Der adaptierte Stamm wird in Abwesenheit des hemmenden Stoffes in Nährbodenpassagen fortgezüchtet und von Zeit zu Zeit auf sein Verhalten gegen verschiedene Konzentrationen des hemmenden Stoffes untersucht. Ist die Rückkehr zur Norm auf diese Weise nicht zu erreichen, so kann man andere Mittel anwenden zum Beispiel die Kultur in Gegenwart anderer antibakterieller Substanzen oder in Nährmedien von anderer Zusammensetzung. Schließlich kann die Spezifität der Resistenzsteigerung Gegenstand der Untersuchung sein. Bakterienstämme, welche gegen eine bestimmte Substanz gefestigt wurden, können sich auch gegen andere Stoffe in einem das normale Ausmaß überschreitenden Grade als tolerant erweisen.

4. Überempfindlichkeit als Vorstufe der Resistenzsteigerung.

Bevor wir auf den Mechanismus der Gewöhnung von Protisten an wachstumshemmende Stoffe genauer eingehen, sei erwähnt, daß schon die Pioniere auf diesem Arbeitsgebiet Beobachtungen verzeichnet haben, denen zufolge in Versuchsanordnungen, welche eine Steigerung der Giftresistenz erwarten ließen, das Gegenteil, nämlich eine erhöhte Empfindlichkeit eintrat. DAVENPORT und NEAL (1896) konnten z. B. Protozoen gegen Sublimat und Chinin festigen, konstatierten jedoch, daß allzu konzentrierte Giftlösungen eine höhere Empfindlichkeit bewirkten. Analoge Erfahrungen machte C. MEISSNER (1903) bei der Züchtung von Mucor stolonifer in phenolhaltigen Medien. 1924 griff A. SCHNABEL diese alten Beobachtungen wieder auf und veröffentlichte [SCHNABEL und KASARNOWSKY (1924)] Versuche, aus denen hervorgehen sollte, daß Trypaflavin Streptokokken spezifisch überempfindlich macht. Auch andere Autoren [CH. RICHET, BACHRACH und CARDOT (1921), E. BACHRACH und CARDOT (1922), F. ARLOING und THÉVENOT (1922), C. W. JUNGEBLUT (1923), E. BACHRACH (1926)] beschäftigten sich mit dem Thema und kamen zu dem Schlusse, daß verschiedene Mikroorganismen, wenn sie sich unter dem Einflusse keimschädigender Stoffe vermehren (Thalliumnitrat, Sublimat, Phenol, Optochin, Chinin, Argentum nitricum, Trypaflavin u. a.), eine bis zu einem gewissen Grade spezifische Überempfindlichkeit gegen die benützten Substanzen erwerben können. Als einfachster Maßstab der Empfindlichkeit wurde die eben noch wirksame Giftkonzentration verwendet. Die Arten der Giftwirkung, welche experimentell geprüft wurden, waren jedoch untereinander sehr verschieden, indem man bald auf die Intensität der Pigmentbildung, bald auf die gehemmte Vermehrung, auf die Eigenbeweglichkeit der Mikroben, auf fermentative Leistungen (Reduktasen, Carbohydrasen etc.) abstellte. Diese Inhomogenität der Indikatoren der Mikrobenschädigung sowie fehlerhafte Versuchsanordnungen und ungenügende Kontrollen erschweren die Beurteilung der Ergebnisse ebenso wie das propagandistische Bestreben, das Phänomen der Mikrobenüberempfindlichkeit unter der damals ganz im Vordergrund wissenschaftlichen Interesses stehenden Bezeichnung „Anaphylaxie" in die Literatur einzuführen (F. Arloing und Thévenot, Richet, Bachrach und Cardot, Bachrach u. a.).

Unter „Anaphylaxie" versteht man jedoch eine *qualitativ* geänderte Reaktionsweise, während es sich bei der angenommenen Mikrobenüberempfindlichkeit nach den vorliegenden Angaben um eine rein quantitative Steigerung der normalen Reaktivität zu handeln scheint. Als homologes Phänomen käme daher nur die zuerst von E. v. Behring beschriebene Toxinüberempfindlichkeit in Betracht, die übrigens auch in ihren Entstehungsbedingungen der Überempfindlichkeit der Mikroben zu ähneln scheint. Schnabel sowie Schnabel und Kasarnowsky fanden nämlich, daß niedrige Giftkonzentrationen besonders geeignet sind, die Empfindlichkeit der Mikroben zu steigern; dementsprechend hat sich auch die Toxinüberempfindlichkeit der Tiere besonders in jener ersten Periode der Erzeugung antitoxischer Sera störend fühlbar gemacht, in der man den ganzen Prozeß der aktiv antitoxischen Immunisierung mit nativem Toxin durchführte und eben dadurch gezwungen war, mit sehr kleinen Dosen zu beginnen und diese nur allmählich zu erhöhen.

Gerade wegen dieser Beziehungen zur Toxinüberempfindlichkeit wäre es wichtig zu wissen, ob die Behauptung richtig ist, daß eine Phase der Überempfindlichkeit der Resistenzsteigerung vorangeht oder bei gewissen keimschädigenden Substanzen als einzige Änderung der normalen Reaktionsweise festgestellt werden kann. Die Existenz einer Überempfindlichkeit könnte als Beweis gegen die These gewertet werden, daß alle Reaktionsänderungen gegen mikrobizide Substanzen auf der natürlichen Selektion präexistenter Typen beruhen. Auf S. 61 f wurde angeführt, daß durch Zusatz eines wachstumshemmenden Stoffes zu einem Nährmedium die initiale Wachstumshemmung und die durchschnittliche Generationsdauer innerhalb der logarithmischen Vermehrungsphase verlängert werden und erst nach einer Reihe von Passagen durch dasselbe Medium zu den normalen Werten zurückkehren. Diese Tatsachen können aber nicht mit den in der älteren Literatur enthaltenen Berichten über Mikrobenüberempfindlichkeit koordiniert werden, da die bezeichneten Wirkungen durch die verschiedensten Konzentrationen ausgelöst und mit wachsender Konzentration verstärkt werden, und da kein Beweis vorliegt, daß die Bakterien in der Zeit, in welcher die Effekte bestehen, empfindlicher sind als normale Bakterien. Das Verhalten in den Subkulturen bei gleichbleibender Konzentration würde eher gegen eine Überempfindlichkeit sprechen und es müßten daher die alten Angaben nochmals genau überprüft werden, bevor eine sichere Entscheidung über die Existenz einer Giftüberempfindlichkeit der Mikroorganismen gefällt werden könnte.

5. Die Deutung der Giftfestigung von Protisten.

Wie schon die Ausdrücke „Gewöhnung" oder „Akkommodation" an Gifte besagen, erblickte man in allen derartigen Erscheinungen Manifestationen des Anpassungsvermögens, einer Fähigkeit, die seit jeher als eines der wesentlichsten Kriterien eines lebenden Organismus galt. Die Existenz der Individuen wie jene der Arten ist an den Besitz dieser Fähigkeit gebunden.

Wo uns die Anpassung an den besonderen Lebensraum als ein fertiger, fixierter Zustand in Form von oft sehr komplizierten und sinnvollen Reaktionen und Einrichtungen, als ein „Angepaßtsein" entgegentritt, können wir über den Werdegang solcher Endzustände keine sicheren Aussagen machen. Wenn die Vererbungsforschung trotz mancher Einwände [J. P. Lotsy (1916, 1931), H. F. Osborn (1927)] für die Entstehung der Arten und ihrer Unterordnungen „Mutationen" verantwortlich macht (s. Th. Dobzhansky, Genetics and the origin of the species, 1941), ist dies, unvoreingenommen betrachtet, nichts als die Anerkennung der Notwendigkeit, den Veränderungen, welche diesen Entwickelungen zugrunde liegen, erblichen Charakter zuzuschreiben, da sie sich sonst in der Welt der Lebewesen nicht als bleibende Typen hätten fixieren können. Daß kein anderes Motiv hinter der ausschließlichen Anerkennung der Mutation als evolutionistisches Prinzip steckt, kam unverhüllt zum Vorschein, als man die klassische Genetik, welche aus Beobachtungen an höheren Organismen abgeleitet war, auf niedriger stehende Lebewesen auszudehnen suchte. So schrieb S. E. Luria (1947) in seiner Übersicht „Recent advances in bacterial genetics": „Unter Mutation" (scil. bei den Bakterien) „wollen wir jede bleibende Veränderung verstehen, welche eine oder mehrere Eigenschaften der Bakterienzelle und ihrer Nachkommen betrifft. Die Anwendung dieses Terminus braucht nicht a priori eine Identifizierung mit dem Prozeß der Genmutation oder irgendeiner anderen Art erblicher Veränderungen bei höheren Organismen zu bedeuten". H. Friedrich-Freksa, G. Melchers und G. Schramm (1946) suchen sich mit der Unterscheidung von Dauermodifikationen (ein Begriff, auf den wir in der Folge noch zurückkommen werden) und Mutationen auseinanderzusetzen; nach ihrer Auffassung genügt es nicht, daß infolge von Umwelteinflüssen Veränderungen auftreten, welche sich durch mehrere Generationen hindurch erhalten können, vielmehr sei der *zufallsmäßige Charakter* der Abänderung wesentlich. Umwelteinflüsse (erhöhte Temperatur, Strahlungen) vermögen nur die Häufigkeit der Mutationen, die Mutationsrate, zu erhöhen, dagegen sei es nicht möglich, die Art der Abänderung vorauszusagen. Da sich Friedrich-Freksa und seine Mitarbeiter in der zitierten Publikation mit Mutanten phytopathogener Virusarten (Tabakmosaikvirus) beschäftigen, konstatiert man, daß der Mutationsbegriff auch auf diese primitivsten vermehrungsfähigen Einheiten angewendet wurde und daß er in diesem Bereich auf die Vorstellung einer hereditären, nicht spezifisch induzierten und daher richtungslosen Veränderung zusammenschrumpft. Die Erhöhung der Resistenz einzelliger Organismen gegen bestimmte entwicklungshemmende Stoffe ist aber eine gerichtete, auf die induzierende Substanz eingestellte Veränderung, und die Mutation als zugrunde liegender Prozeß würde daher definitionsgemäß ausscheiden. Sagt doch TH. DOBZHANSKY auf S. 52 seines bereits zitierten Werkes „Genetics and the origin of the species": „To suppose that the organism is endowed with the ability to produce adaptive mutations — or what ever other name may choose to apply to the elementary evolutionary changes — and to believe that these changes arise just where and when needed, amounts to a belief in miracles." Die Möglichkeit, die Resistenz von Protisten gegen Stoffe, welche auf sie toxisch einwirken, erheblich zu steigern, ist aber eine durch sehr zahlreiche Versuche außer Zweifel gestellte Tatsache, und will man in den Mechanismus solcher Vorgänge tiefer eindringen, so hat man vorerst zwei Fragen zu beantworten: 1. Sind auch bei den Protisten Vererbbarkeit und Nicht-Vererbbarkeit so scharf geschieden wie bei den höheren Organismen und 2. Kann eine spezifisch durch Änderung der Umweltbedingungen induzierte Eigenschaft erbfest werden? Chronologisch vorgehend sei zunächst die erste Frage auf Grund experimenteller Ergebnisse und ihrer verschiedenen Deutungen diskutiert.

a) Die Dauermodifikationen der Protozoën.

Um sich gegen die Inhomogenität der Populationen von Protozoen zu schützen, ist man hier meist so vorgegangen, daß man „reine Linien" (Klone) als Versuchsobjekte benützte, das heißt Mikrobenvölker, welche durch ungeschlechtliche Zweiteilungen aus einer einzigen Mutterzelle hervorgegangen waren. Solche Experimente wurden mit Infusorien (Paramaecium caudatum und Paramaecium aurelia) von H. S. JENNINGS (1908 a, b) angestellt, dem es aber zunächst nur darauf ankam, aus heterogenen Populationen der bezeichneten Infusorien, die aus der freien Natur stammten, die einzelnen, durch ihre verschiedene Widerstandsfähigkeit gegen Umweltbedingungen charakterisierten Biotypen zu isolieren und zu zeigen, daß die Selektion in solchen reinen Linien unwirksam bleibt, indem es z. B. nicht gelang, den Mittelwert der Größenvariationskurve eines solchen Klons dadurch zu ändern, daß zur Fortzüchtung besonders große oder besonders kleine Paramaecien verwendet wurden. Kurze Zeit nach JENNINGS nahm V. JOLLOS Versuche an denselben Infusorien auf und kam in Übereinstimmung mit JENNINGS zu dem Schluß, daß „eine erbliche Verschiebung der Reaktionsnorm eines Klones, die Aufspaltung eines Klones in erblich verschiedene Linien durch Selektion niemals, auch nicht in einer Folge von 50 Selektionsstufen" nachweisbar ist. Aber JOLLOS erzielte durch Einwirkung verschiedener Chemikalien, namentlich von arseniger Säure, Resistenzsteigerungen, die sich bei rein vegetativer Fortpflanzung als „bedingt erblich" erwiesen, indem sie, auch wenn die keimschädigende Substanz nicht mehr einwirkte, das heißt wenn die Infusorien in das ursprüngliche giftfreie Medium zurückverpflanzt wurden, fortbestanden und sich während einer stattlichen Folge von Zellteilungen (bis zu mehreren Tausend) durch Prüfung ihrer Resistenz gegen die zuletzt tolerierte Giftkonzentration feststellen ließen. Da dieses Verhalten von den Veränderungen abwich, welche die klassische Vererbungslehre als Modifikationen bezeichnet hatte, hielt es V. JOLLOS (1913, 1921) für zweckmäßig, dasselbe durch einen besonderen Terminus als ein Phaenomen sui generis zu charakterisieren und schlug den Namen „*Dauermodifikationen*" vor. Da sich diese Dauermodifikationen in der Regel schon bei rein vegetativer Vermehrung in Abwesenheit der toxischen Substanz spontan zurückbildeten, nahm JOLLOS an, daß es sich nicht um Veränderungen des Genekomplexes handeln könnte, sondern hielt Veränderungen am Zellplasma für die wahrscheinlichste Ursache (V. JOLLOS, 1921, 1934, 1939). Die Beständigkeit der Dauermodifikationen war in verschiedenen Fällen recht verschieden. Im allgemeinen zeigte sich aber ein gewisser Zusammenhang zwischen der Dauer der Einwirkung der die plasmatischen Umstimmungen bewirkenden Substanzen und der Beständigkeit der Umstimmungen. Paramaecien, die erst nach lange fortgesetzter Einwirkung der umstimmenden Faktoren in normale Kulturverhältnisse zurückversetzt wurden, behielten die erzielte Veränderung länger als andere, welche der gleichen Einwirkung während kürzerer Zeit ausgesetzt gewesen waren. Irreversible Dauermodifikationen konnte jedoch V. JOLLOS (1921) bei seinen Versuchen an Paramaecien durch öfter wiederholte oder lang andauernde Einwirkung der umstimmenden Faktoren nicht erzielen, schloß aber diese Möglichkeit nicht grundsätzlich aus.

Im Gegensatz zu V. JOLLOS suchte D. RAFFEL (1932) alle an Paramaecien erzielten und von JOLLOS als Dauermodifikationen bezeichneten Veränderungen, also auch die Resistenzsteigerungen gegen cytotoxische Substanzen auf Genmutationen zurückzuführen und deutete das Verschwinden der Dauermodifikationen als Rückmutation. Das geht über das, was DOBZHANSKY als den Glauben an Wunder stigmatisiert hatte (siehe das Zitat auf S. 66), noch erheblich hinaus. Denn D. RAFFEL nimmt nicht nur an, daß die Paramaecien auf die Einwirkung toxischer Stoffe mit einer adaptiven Mutation reagieren, sondern rechnet überdies mit der Möglichkeit, daß die Paramaecien die adaptive Mutation, wenn sie überflüssig geworden, durch einen inversen mutativen Prozeß wieder abstreifen. In parenthesi sei hier bemerkt, daß man jede spontan entstandene oder induzierte Veränderung auf eine „Mutation" zurückführen kann — auch wenn die cytologischen Anhaltspunkte für einen im Kern bzw. in den Chromosamen lokalisierten Vererbungsapparat gar nicht vorhanden sind — wenn man die hypothetischen Elemente Mutation, Rückmutation, Selektion und verschiedene Vermehrungsgeschwindigkeit der Varianten verschiedenartig kombiniert, ohne für die qualitative und quantitative Mitwirkung jedes der genannten Faktoren exakte Beweise vorzubringen; auf diese Art muß man *in jedem Falle* zu einer „befriedigenden Erklärung" kommen, weil dies in der Natur der hypothetischen Elemente begründet ist.

Jollos wies auf die Auffassung von Raffel als völlig unbefriedigend und unzureichend bewiesen zurück. W. v. Schuckmann und G. Piekarski nahmen zu dieser Kontroverse auf Grund eigener, in mehrfacher Beziehung bemerkenswerter Experimente Stellung, und zwar gegen Jennings und seine Mitarbeiter, zu denen auch Raffel gehörte.

Schuckmann und Piekarski (1940) verwendeten als Untersuchungsobjekte erstens einen Stamm von Colpoda steini, der keinen Micronucleus besaß, zweitens einen Stamm derselben Art, der einen Micronucleus hatte, und drittens einen Stamm von Paramaecium caudatum. Die beiden Colpoda-Stämme wurden verschiedenen Verdünnungen von n/10 As$_2$ O$_3$ ausgesetzt und konnten durch allmähliche Steigerung der Arsenkonzentration so verändert werden, daß sie sich noch bei Konzentrationen von 40—45 Prozent n/10 As$_2$ O$_3$ dauernd in Passagen fortzüchten ließen, während untrainierte Stämme nur 7 bzw. 12 Prozent n/10 As$_2$ O$_3$ vertrugen. Die erworbene Toleranz gegenüber letalen Konzentrationen von As$_2$ O$_3$ hielt noch lange Zeit nach der Rückverpflanzung in ein arsenfreies Medium an, und zwar um so länger, je länger die arsenige Säure auf die Infusorien eingewirkt hatte, und *bildete sich stets allmählich und nie sprunghaft zurück*, wie das im Falle einer Rückmutation zu erwarten gewesen wäre. Da sich beide Colpoda-Stämme, von welchen nur einer einen Micronucleus besaß, der andere nicht, in allen Beziehungen gleich verhielten, konnten Veränderungen im Micronucleus für die Entstehung der Toleranz, ihre Persistenz und ihre Rückbildung nicht verantwortlich gemacht werden; es blieben somit für die Lokalisation der Arsenfestigkeit nur zwei Zellbestandteile übrig: das Cytoplasma und außerchromosomale, nicht dem Genom angehörende Teile des Macronucleus. Die Autoren entschieden sich für plasmatische Veränderungen im Sinne von Jollos. Beachtung verdient die Tatsache, daß die Versuche, Paramaecium caudatum an arsenige Säure zu gewöhnen, wegen der großen Empfindlichkeit dieses Ciliats nur in ganz geringem Ausmaße positive Resultate gaben; im günstigsten Falle vertrugen die Paramaecien 2,7 Prozent n/10 As$_2$ O$_3$.

Gegen Veränderungen der in den Chromosomen lokalisierten Gene, also gegen Mutationen im Sinne der klassischen Vererbungslehre, sprachen alle Versuchsergebnisse von Schuckmann und Piekarski, insbesondere das Fehlen jeder sprunghaften Entstehung der Toleranz, das allmähliche Schwinden derselben, die Abhängigkeit der Persistenz der Arsenfestigkeit von der Zeitdauer, während welcher das Arsen eingewirkt hatte, und der Umstand, daß die Arsentoleranz in einem arsenfreien Medium schneller schwand, als wenn die resistenten Colpoda-Stämme in Medien von geringem Arsengehalt verbracht und in diesen fortgezüchtet wurden. Man könnte noch hinzufügen, daß Mutationen als Ursache der Resistenzsteigerung der Definition der Mutation als einer nicht spezifisch induzierten Veränderung des Genoms zuwiderlaufen. Auch die Selektion präexistenter Typen als *einzige* Ursache der Giftgewöhnung einzelliger Organismen ist abzulehnen. Mit Recht sagt HINSHELWOOD (l. c., S. 208), daß man in Anbetracht der vorliegenden experimentellen Befunde die Präexistenz einer riesigen Anzahl von Typen zugeben müßte, und da die Zahl und Verschiedenheit dieser Typen mit jedem positiven Ergebnis eines Anpassungsversuchs an eine bisher noch nicht geprüfte Substanz wachsen würden, müßte man bald an die Grenze gelangen, welche einer „reductio ad absurdum" gleichkommt.

b) Die Existenz spezifisch induzierter erbfester Veränderungen.

Ein jederzeit reproduzierbares und fast völlig aufgeklärtes Beispiel für diese Art von induzierten Veränderungen ist die *Transformierbarkeit der Pneumokokkentypen*, und dieser Prozeß hat insoferne eine gewisse Ähnlichkeit mit der Gewöhnung einzelliger Organismen an für sie schädliche Substanzen, als der induzierende Faktor (der Transformator) bekannt bzw. chemisch definiert ist. Die Untersuchungen von O. T. AVERY. C. M. MAC LEOD und M. MC CARTY (1944) ergaben, daß es typenspezifische Desoxyribonucleinsäuren sind, welche schon in außerordentlich niedrigen Konzentrationen (1 : 600,000.000) die R-Variante eines Pneumokokkentypus X in eine kapseltragende S-Variante des Typus y, von welchem die transformierende Desoxyribonucleinsäure stammt, zu verwandeln vermögen. Weitere Einzelheiten sind der zusammenfassenden Darstellung von R. DOERR (1948, S. 81f. und S. 109f.) zu entnehmen. Die Typentransformation ist ein sprunghafter Vorgang, ist absolut spezifisch und kann nicht rückgängig gemacht werden, wenn man nicht die transformierte S-Variante in eine kapsellose R-Form, welche nicht typenspezifisch ist, rückverwandelt. Die Transformation besteht biochemisch darin, daß der neu entstandene Typus den Transformator, das heißt die typenspezifische Desoxyribonucleinsäure, welche ihn geschaffen hat, laufend forterzeugt, solange die für die Kapselbildung notwendigen Kulturbedingungen aufrechterhalten werden. Nur auf die Erbfestigkeit der Transformierung abstellend, hat man das Phänomen als „Mutation" bezeichnet, indem man sich über die ganze Entwicklungsgeschichte des Mutationsbegriffes mit bemerkenswerter Hemmungslosigkeit hinweggesetzt hat; doch wurde hierauf bereits hingewiesen (siehe S. 65), und es besteht keine Veranlassung, die Berechtigung der Bezeichnung „Mutation" in dem Falle der Typentransformierung der Pneumokokken erneut zu erörtern.

Dagegen sind wir auf Grund der sub A und B angeführten Tatsachen in der Lage, die zwei auf S. 66 formulierten Fragen im positiven Sinne zu beantworten, ohne uns auf termini technici, wie Mutation, Modifikation usw., festzulegen:

1. Bei den Protisten, welche sich asexual durch einfache Zweiteilung vermehren, sind Vererblichkeit und Nicht-Vererblichkeit nicht scharf

voneinander geschieden, vielmehr kann man Abstufungen der Erbfestigkeit feststellen;

2. Induzierte, durch Umweltbedingungen hervorgerufene Veränderungen können sich als irreversibel, d. h. als vollkommen erbfest erweisen.

Wie lassen sich nun diese allgemeinen Erkenntnisse und die Tatsachen, auf welchen sie sich aufbauen, für das Verständnis der Resistenzsteigerungen der Protisten gegen toxische Stoffe verwerten?

Die Typentransformation der Pneumokokken scheidet a limine aus. Denn die Resistenzsteigerungen vollziehen sich nicht sprunghaft, sondern erfordern bis zu ihrer maximalen Entwicklung in der Regel längere Zeit bzw. zahlreiche Passagen, wobei man den allmählichen Übergang vom normalen Verhalten in die vollkommene Anpassung daran erkennen kann, daß die initiale Wachstumshemmung (L) schrittweise dem ursprünglichen Wert wieder zustrebt und ihn schließlich erreicht, wie dies u. a. für das Bact. lactis aerogenes und Proflavin nachgewiesen werden konnte; an demselben Beispiel wurde auch gezeigt, daß die Stabilität der erworbenen Resistenz mit der Entwicklung dieser Resistenz nicht gleichen Schritt hält, sondern mehrere experimentell unterscheidbare Stadien durchläuft. Die Resistenzsteigerung ist ferner, wie schon an anderen Stellen betont wurde (siehe S. 52 und S. 54), auch nicht annähernd in dem Grade spezifisch, wie die Wirkung der typenspezifischen Desoxyribonucleinsäuren. Die Resistenzsteigerung gegen eine Substanz aus der Gruppe der Sulfonamide erstreckt sich auf alle anderen geprüften Stoffe dieser Gruppe [D. S. Davies und C. N. Hinshelwood (1943), W. M. Kirby und L. A. Rantz (1943)], die durch Proflavin induzierte Resistenz des Bact. lactis aerogenes richtet sich auch gegen andere Acridine und gegen Methylenblau, wobei ein reziprokes Verhältnis existiert, indem die erworbene Resistenz gegen Methylenblau mit einer gesteigerten Toleranz gegen Proflavin einhergeht [J. M. Pryce, D. S. Davies und C. N. Hinshelwood (1945)]. Die induzierten Resistenzsteigerungen sind nicht absolut erbfest. Sie können oft schon durch fortgesetzte Züchtung im giftfreien Medium rückgängig gemacht werden. O. E. Grässle und B. M. Frost (1946) übertrugen einen Stamm von Staphylococcus aureus, dessen Toleranz gegen krystallisiertes Penicillin innerhalb von 15 Tagen auf das 60fache des Ausgangswertes gesteigert worden war, täglich in penicillinfreie Bouillon, wodurch das normale Verhalten wieder hergestellt wurde; dem Penicillin erneut exponiert wurde der Stamm wieder resistent. Ist die Nährbodenpassage im giftfreien Medium nicht imstande, die erworbene Resistenz rückgängig zu machen, so kann man in manchen Fällen die Rückbildung durch unspezifische Mittel rasch und radikal erzielen (siehe S. 75). Schließlich sind die Desoxyribonucleinsäuren Produkte des Stoffwechsels der Pneumokokken und diese endogen entstandenen Substanzen bewirken nur Umwandlungen eines Typus in einen anderen, wobei nichts neues entsteht, sondern nur jene Typen, die auch unter natürlichen Verhältnissen vorkommen. Die Resistenzsteigerungen der Protisten gegen toxische Stoffe beziehen sich dagegen auf chemische Verbindungen, welche in den Zellen nicht vorkommen, stellen somit exogen induzierte Veränderungen dar, welche, wenn auch nur im quantitativen Sinne, als neue Eigenschaften angesprochen werden dürfen. O. E. GRÄSSLE und FROST (1946) vermochten die Penicillinresistenz der Stämme von Staphylococcus pyogenes aureus bis auf das 1500fache zu steigern, wobei sich neben der Eigenart des Stammes auch die Dauer der Exposition geltend machte. Die Resistenzsteigerungen stehen somit in jeder Beziehung zur Typentransformation der Pneumokokken in striktem Gegensatz, und es ist daher vom Standpunkte wissenschaftlicher Kritik nicht zulässig, sich überall, wo gewagte Hypothesen über die Vererbungsvorgänge bei Bakterien vorgebracht werden,- gerade auf die Typentransformation als fundamentalen Beweis zu berufen.

Das maßgebende Paradigma für die Resistenzsteigerungen der Protisten gegen toxische, von außen her einwirkende Substanzen sind die von V. JOLLOS beschriebenen Gewöhnungen von Protozoen an Arsen und andere Agenzien geblieben, eine Feststellung, die auch für die Bakterien gilt, wie dies im folgenden Kapitel ausführlicher gezeigt werden soll.

c) Die Resistenzsteigerung von Bakterien gegen bakteriotoxische Substanzen.

S. E. LURIA (1947) kommt in seiner Übersicht über neuere Fortschritte auf dem Gebiete der Vererbungsvorgänge bei Bakterien auch auf die bei Protozoen beobachteten Dauermodifikationen zu sprechen, und meint, daß ihr Mechanismus zwar nicht bekannt sei, daß man es aber als wahrscheinlich betrachten könne, daß es sich um cytoplasmatisch bedingte Veränderungen handelt, welche nicht in so hohem Grade erbfest sind wie die Mutationen der Gene. LURIA zitiert W. B. BRIERLEY (1929) als einen Vertreter der Ansicht, daß die durch Umwelteinflüsse induzierten und in der Regel reversiblen analogen Veränderungen der Bakterien den Dauermodifikationen der Protozoen nahe stehen könnten. Dazu ist zu sagen, daß, wie auch LURIA betont, eine Unterscheidung zwischen Genen und Plasmagenen bei den Bakterien nicht durchführbar ist, weil die Differenzierung der Bakterienzellen im allgemeinen nicht so weit fortgeschritten ist wie in den Zellen von Organismen mit geschlechtlicher Vermehrung, wo ein Kern besteht, in dessen Chromosomen die nuklearen Gene lokalisiert sind. Im Bereiche der höheren Organismen ist die plasmatische Vererbung nach dem Urteil von Th. DOBZHANSKY (l. c., S. 93) ein seltenes Vorkommnis, das mit Sicherheit nur bei Moosen und bei Epilobium festgestellt wurde; auch in diesen Fällen handelt es sich nicht um Veränderungen, welche innerhalb einer Art auftreten, sondern bei experimentellen Bastardierungen verschiedener Species und Ordnungen, welche sich unter natürlichen Verhältnissen nicht kreuzen.

Man sieht, auf welch unsicherer Grundlage die Hypothesen über die Vererbungsvorgänge im Gebiete der Bakterien ruhen.[1] Dies wird auch von Luria implicite anerkannt, wenn er es als eine wichtige und zeitgemäße Aufgabe bezeichnet, mit geeigneter Methodik alle jene Fälle nachzuprüfen, in welchen sich allmählich erbliche Veränderungen unter dem Einfluß geänderter Umweltbedingungen entwickeln. Auch wenn es sich, was Luria als wahrscheinlich betrachtet, herausstellen sollte, daß solche Veränderungen meist auf „spontanen diskontinuierlichen und gleichgerichteten Mutationsschritten" beruhen, welche durch Selektionsvorgänge kompliziert werden, könnte es sich doch ereignen, daß eine neue, bisher nicht bekannte oder erkannte Art der Vererbung zum Vorschein kommt. Die vorgeschlagene experimentelle Generalrevision hätte aber wohl nur dann das erhoffte Ergebnis, wenn man an dieselbe unvoreingenommen herantreten könnte, was aber in Anbetracht der Flut von experimentellen Arbeiten kaum zu erwarten ist, welche von der Tendenz beherrscht sind, die erblichen oder bedingt erblichen Veränderungen der Bakterien auf das gleiche Niveau zu rücken wie die Vererbungsprozesse im Reiche hochdifferenzierter Lebewesen.

Manchmal meldet sich aber die Kritik zum Wort wie in einer Publikation von J. M. Severens und F. M. Tanner (1945), deren Inhalt eben aus diesem Grunde hier wiedergegeben werden soll. Die genannten Autoren suchten Einzellkulturen von Salmonella pullorum, Eberthella typhosa und Salmonella schottmülleri an Natriumchlorid, an Sublimat und an Kupfersulfat zu gewöhnen, und zwar an Konzentrationen, welche erheblich höher waren als jene, welche das Wachstum der nicht angepaßten Stämme verhinderten. Das Resultat war positiv und die angepaßten Stämme bewahrten ihre Resistenz, auch wenn sie in der Zeit von 18 Monaten 55mal in reine Bouillon übertragen wurden. Wenn man aber die nicht angepaßten Stämme auf Agarplatten aussäte, welchen die bezeichneten Stoffe zugesetzt waren, so entwickelten sich in sehr geringer Anzahl Kolonien, deren Abimpfung und gesonderte Prüfung ergab, daß sie aus Zellen bestanden, welche in den höchsten Konzentrationen der Chemikalien zu wachsen vermochten, an welche die Ausgangskulturen erst durch allmähliche Gewöhnung adaptiert werden mußten. Es wurde angenommen, daß es sich hier um präexistente Varianten handle, die man in Anbetracht ihrer Erbfestigkeit „mit großer Wahrscheinlichkeit" als Mutanten auffassen dürfe, und daß man die Gewöhnung

---

[1] In einer (derzeit noch im Druck befindlichen) Abhandlung über „das Problem des Bakterienzellkernes" kommt Gerh. Piekarski (Ergebnisse der Hygiene. Bd. 26) zum Schluß, daß die Frage, ob die Bakterien einen Zellkern besitzen, eindeutig zu bejahen sei, nur sollen sich die Kerne der Bakterien von den Zellkernen der höheren Organismen durch die morphologisch-räumliche Trennung von Chromatin und Achromatin unterscheiden. Die Abhandlung, die dem einen von uns (R. Doerr) im Original bekannt war, gab keine Veranlassung, den Text unserer Ausführungen zu ändern, da diese vom Vorhandensein und der noch keineswegs geklärten Beschaffenheit eines Bakterienkernes in wichtigen Punkten unabhängig sind.

der Einzellkulturen an die antibakteriellen Agenzien vermutlich darauf zurückzuführen habe, daß aus den Bakterienkulturen gerade diese resistenten Mutanten selektiv herausgezüchtet werden, so daß schließlich Bakterienvölker entstehen, welche nur mehr aus resistenten Zellen zusammengesetzt sind. Hinsichtlich der experimentellen Technik und der hypothetischen Deutung der erzielten Ergebnisse gleicht diese Untersuchung einer Schar von Arbeiten. Aber Severens und Tanner erwägen die Möglichkeit, daß die resistenten Zellen gar nicht als solche vorhanden sind, sondern daß es sich um Varianten handelt, welche ausnahmsweise auf die Einwirkung des schädigenden Agens mit einer korrespondierenden Änderung ihres Vererbungsmechanismus zu reagieren vermögen. Das ist nichts anderes als der Versuch, die an Unmöglichkeit grenzende Unwahrscheinlichkeit zu umgehen, daß in einer aus einer einzigen Bakterienzelle hervorgegangenen Population spontan Mutanten auftreten, welche die hohe Toleranz gegen Sublimat, $CuSO_4$, und eine fast unbegrenzte Zahl anderer Stoffe von Haus aus besitzen. Es ist aber „ein Versuch mit untauglichen Mitteln", da an die Stelle der spontan entstandenen Mutanten ebenso viele induzierte Mutanten treten. Folgende Betrachtung soll zeigen, daß auch andere Erklärungsmöglichkeiten bestehen, nicht mehr. Die Paramaecien eines durch ungeschlechtliche Vermehrung aus einem einzigen Paramaecium hervorgegangenen Klons sind bekanntlich nicht gleich lang. Diese Größenunterschiede sind nicht erblich und werden daher als „Modifikationen" klassifiziert; sie werden auf Einwirkungen des die Paramaecien umgebenden Milieus zurückgeführt, wobei das Vorherrschen eines Mittelwertes und die relative Seltenheit der Extremtypen dadurch motiviert werden, daß die das Längenwachstum begünstigenden und hemmenden Faktoren sich meist zum Teil kompensieren, während es nur selten der Fall sein kann, daß Paramaecien ausschließlich von begünstigenden oder fast nur von hemmenden Umweltfaktoren beeinflußt werden. Man kann sich nun vorstellen, daß in dieselbe Kategorie der nicht-erblichen und innerhalb einer Einzellkultur eines Bakteriums variierenden Eigenschaften das Anpassungsvermögen an wachstumshemmende respektive toxische Umweltfaktoren gehört. Halten wir uns an die Analogie mit dem Paramaecien-Modell, so werden die mit einer hochgradigen Anpassungsfähigkeit begabten Exemplare ebenfalls sehr selten sein; entwickeln sie sich zur Kolonie auf einer die bakteriotoxische Substanz enthaltenden Agarplatte, so müssen sie zahllose Teilungen durchlaufen, so daß die Bedingungen zur Entwicklung einer resistenten Dauermodifikation gegeben wären, vielleicht in höherem Grade als in einem flüssigen Medium. Natürlich ist dies nur eine Kombination, für welche der überzeugende Beweis fehlt. Anderseits hat man die Giftgewöhnung bei der Kultur in flüssigen oder auf festen Nährböden unseres Wissens nicht miteinander verglichen, und es sollte ja auch nur dargetan werden, daß die an sich unwahrscheinliche Annahme von zahllosen, durch ihre Spezifität differierenden, induzierten oder spontanen Resistenzvarianten in einer Einzellkultur nicht der richtige Weg zum Verständnis der experimentellen Ergebnisse sein muß.

Ist schon die spezifisch induzierte Mutation zwecks Abwehr einer exogenen Noxe für viele Genetiker eine untragbare Vorstellung, so wächst die Unwahrscheinlichkeit, wenn behauptet wird, daß zur Entstehung eines höheren Resistenzgrades eine ganze Serie von aufeinanderfolgenden gleichsinnigen (gleichgerichteten) Mutationen erforderlich ist, von denen jede spätere mit einem höheren Grad von Toleranz begabt ist als die ihr vorangehende. Auf diese Weise soll nach M. DEMEREC (1945a, b) die Resistenz von Stämmen des Staphycoccus pyogenes aureus gegen verschiedene Konzentrationen von Penicillin zustande kommen. Hier würde es sich nicht um eine einfache spezifisch induzierte Mutation, sondern um eine spezifisch induzierte, in gleicher Richtung fortschreitende Kettenmutation handeln. Oberflächlich betrachtet zeigt diese Hypothese eine gewisse Ähnlichkeit mit der Theorie, durch welche L. HIRSZFELD die Entstehung der Blutgruppenfaktoren A und B und ihrer Varianten aus einem Ur-Faktor O zu erklären versuchte (vgl. R. DOERR, 1949, S. 86f. und S. 93f.). Aber HIRSZFELD dachte an einen Prozeß, der sich in phylogenetischen Zeiträumen abspielt, hielt an dem Begriff der Mutation als einer spontanen (nicht-induzierten) Veränderung fest und präzisierte den Vorgang, der sich nach seiner Ansicht in den Kettenmutationen vollzieht; es sollte ein allmählicher Ersatz der O-Substanz durch das im Erbgang dominante A bzw. B erfolgen, bis als Endstadien ein O-freies A und ein O-freies B resultieren. Hingegen soll nach DEMEREC die Kettenmutation, welche höhere Grade der Penicillin-Resistenz liefert, im Zeitintervall eines Laboratoriumsexperimentes ablaufen und ihr Wesen wird nicht definiert, so daß S. E. LURIA (1. c., S. 14) die Frage zur Diskussion stellt, ob man es mit einer Folge von Mutationen zu tun hat, welche stets die gleiche Funktion betreffen, oder mit voneinander unabhängigen Mutationen, welche an verschiedenen, für die Empfindlichkeit gegen Penicillin maßgebenden Stoffwechselfunktionen der Staphylokokken erfolgen. Eine Alternative, die im Unbefangenen Zweifel erwecken muß, ob die Hypothese von der die Resistenz schrittweise steigenden Kettenmutation überhaupt richtig ist. Hiezu gesellt sich noch ein anderer Umstand. A. BONDI und C. DIETZ (1945) fanden unter 115 Staphylokokkenstämmen, welche sie aus verschiedenen Infektionsherden von Patienten isoliert hatten, 16 (= 13,9%), welche gegen Penicillin natürlich resistent waren, und bei diesen war die Resistenz durch die Produktion von Penicillinase bedingt, eines Fermentes, welches Penicillin zu zerstören vermag. Dieselben Autoren [BONDI und DIETZ (1944)] hatten sich aber, wie sie selbst betonen, in endgültiger Form überzeugt, daß Bakterien, welche die Resistenz gegen Penicillin nicht von Haus aus besitzen, sondern erst in vitro oder in vivo erwerben, keineswegs die Fähigkeit gewinnen, Penicillinase zu produzieren, so daß die natürliche und die spezifisch induzierte Resistenz gegen dieses Antibioticum einen ganz verschiedenen Mechanismus zu haben scheinen; gewiß ist es ferner, daß die induzierten Resistenzsteigerungen nicht auf dem Überwuchern bzw. der Selektion präexistenter, natürlich immuner Varianten beruhen können.

Die Anpassungshypothese von C. N. Hinshelwood.

Es wurde bereits erwähnt (siehe S. 69), daß Hinshelwood die Selektion präexistenter Typen als alleinige Ursache der Resistenzsteigerung von Bakterien gegen bakteriotoxische Stoffe nicht gelten läßt, weil man in Anbetracht der Zahl solcher Stoffe, an welche Gewöhnungen bereits erzielt wurden, eine ebenso große und aus diesem Grunde absurde Zahl von präexistenten und voneinander verschiedenen resistenten Typen zugestehen müßte.

Als einen weiteren Einwand gegen die Selektionshypothese führt Hinshelwood Tatsachen an, welche über die Reversibilität der Resistenzsteigerungen festgestellt werden konnten. An Gifte gewöhnte Bakterienzellen büßen oft die erworbene Toleranz ein, wenn man sie in einer genügenden Zahl von Passagen im gleichen, aber giftfreien Medium fortzüchtet. Die Vermehrungsgeschwindigkeit der vorher an das Gift gewöhnten Zellen ist aber nachweislich die gleiche wie die normaler Bakterienzellen, welche dem Einfluß der toxischen Substanz nie ausgesetzt waren, so daß man nicht einzusehen vermag, wie die nichttrainierten das numerische Übergewicht über die zuvor trainierten zurückgewinnen können, wenn kein anderer Faktor als Selektion im Spiele wäre.

Auf der anderen Seite kann man das Wachsen in Gegenwart einer für das betroffene Bakterium toxischen Substanz so lange Zeit fortsetzen, daß in manchen Fällen die einfache Passage durch das giftfreie Medium nicht mehr imstande ist, die erworbene Resistenz rückgängig zu machen. Der Selektionshypothese zufolge sollte nunmehr ein reiner präexistenter Stamm vorliegen, der durch fortschreitende Ausmerzung aller minder widerstandsfähigen Typen isoliert wurde. Es hat sich aber herausgestellt, daß solche stabil adaptierte Stämme doch ihre Toleranz einbüßen können. Das ist zum Beispiel der Fall, wenn man an Proflavin angepaßte Stämme des Bact. lactis aerogenes in Gegenwart von m-Kresol oder Phenol wachsen läßt, oder wenn man an Sulfonamide stabil angepaßte Stämme desselben Bakteriums in Medien kultiviert, welche Proflavin enthalten. Wie diese, unspezifisch induzierten Rückbildungen zustande kommen, ist allerdings nicht aufgeklärt; wohl aber darf man, die Beobachtung einfach registrierend, behaupten, daß die stabile Anpassung nicht auf der Selektion einer präexistenten Type mit irreversiblen Eigenschaften beruhen kann, es wäre denn, daß man, Hypothese auf Hypothese türmend, annehmen wollte, daß in dem einen Fall Phenol, im anderen Proflavin eine „unspezifische Rückmutation" induzieren.

Die Ausführungen auf S. 60—63 geben über die von Hinshelwood und seinen Mitarbeitern angewendeten Methoden einen summarischen Überblick, und die Abb. 2 unterrichtet in graphischer Darstellung über die erzielten Resultate insoferne, als sie die Beziehungen zwischen der Dauer der initialen Hemmungsphase (L) und der Konzentration der bakteriotoxischen Substanz, an welche der untersuchte Stamm angepaßt wurde, veranschaulicht. Es ergaben sich bei einer Reihe derartiger genauer Analysen zahlenmäßige Übereinstimmungen zwischen den Eigenschaften der adaptierten Stämme und der Konzentration der antibakteriellen Substanz, an welche die Anpassung stattgefunden hatte. HINSHELWOOD, in dessen bereits zitiertem Werk detaillierte Belege für solche Übereinstimmungen angegeben und mathematisch formuliert werden, betont (1. c., S. 216), daß solche Verhältnisse unmöglich wären, wenn die zum Experiment verwendeten Bakterienstämme Mischungen von Biotypen sein würden, von welchen sich jeder durch eine *bestimmte* Resistenz gegen die cytotoxische Substanz auszeichnen würde, und die nicht ineinander übergeführt werden könnten. Da man die Bakterienstämme innerhalb eines einseitig durch ein Maximum begrenzten Intervalles an jede beliebige Konzentration des bakteriotoxischen Stoffes mit einem charakteristischen Ergebnis adaptieren kann, müssen ein kontinuierliches Spektrum von Typen existieren, in welchem sämtliche Abstufungen der Resistenz vertreten sind. Nur unter dieser Voraussetzung könnten die experimentell erzielten Resultate durch bloße Selektion von präexistenten Typen zustande kommen.

HINSHELWOOD steht auf dem Standpunkt, daß die Resistenzsteigerungen auf Veränderungen in sämtlichen Zellen eines Bakterienvolkes beruhen und daß sie in Umstellungen der das normale Wachstum regulierenden Korrelation der Fermente der Bakterien bestehen. Die Zeit, in welcher sich diese Veränderungen vollziehen, ist nach HINSHELWOOD die initiale Hemmungsphase (L, siehe Fig. 1), und zwar nicht ihr erster Teil, währenddessen das Wachstum völlig sistiert ist, sondern die zweite Hälfte, in welcher sich die Bakterien bereits zu vermehren beginnen, da, wie HINSHELWOOD richtig bemerkt, eine Anpassung im wahren Sinne des Wortes nur stattfinden kann, wenn die Substanz der Bakterienzellen zunimmt (1. c., S. 109). In der logarithmischen Phase des Bakterienwachstums hat dagegen die durchschnittliche Generationsdauer in Gegenwart des toxischen Stoffes bereits einen bestimmten Wert angenommen, so daß der Schluß gerechtfertigt erscheint, daß man es in dieser Periode schon mit mehr oder minder gut angepaßten Zellen zu tun hat. Sind im Nährmedium keine antibakteriellen Substanzen vorhanden, so kann L einen minimalen Wert annehmen und unter sonst günstigen Umständen der mittleren Generationsdauer in der logarithmischen Phase gleich werden, da die verimpften Bakterienzellen zur Teilung bereit und geeignet sind. Setzt man jedoch dem Medium eine für die Bakterien toxische Substanz zu, so wird die initiale Wachstumshemmung (L) erheblich verlängert und diese Verlängerung macht den Eindruck einer abnormen Generationsdauer. Daß die Generationsdauer in der folgenden logarithmischen Wachstumsphase wieder bedeutend kürzer wird, könnte darauf beruhen, daß eben bereits eine Anpassung erfolgt ist. Definiert man die durch toxische Stoffe bedingte Verlängerung der initialen Wachstumshemmung als die „nicht-angepaßte Generationsdauer", so ist dies wohl nur eine formale Erfassung der Beobachtung. Die initiale Wachstumshemmung wird aber vielfach als die Zeit betrachtet, welche erforderlich ist, um gewisse, für die Autosynthese der Bakteriensubstanz unerläßliche intermediäre Produkte aufzubauen, bis ein bestimmter, für das Einsetzen der logarithmischen

Phase notwendiger Schwellenwert erreicht ist; es wäre denkbar, daß dieser Schwellenwert größer ist, wenn das Nährsubstrat eine bakteriostatische Substanz enthält.

Das Bact. lactis aerogenes kann (wie auch andere Bakterienarten) leicht und zuweilen auch rasch an verschiedene antibakterielle Substanzen gewöhnt werden und die erreichte Toleranz kann sehr hochgradig sein. Nicht alle derartigen Gewöhnungsversuche geben indes positive Resultate. So läßt sich z. B. keine nennenswerte Steigerung der Toleranz des Bact. lactis aerogenes gegen Phenol erzielen; wenn man bis zu hundert Passagen in einer partiell hemmenden Phenolkonzentration anlegt, kann man trotzdem keine Rückkehr zur normalen Vermehrungsgeschwindigkeit erzielen. Es gibt keine hinreichend motivierte Hypothese, welche als befriedigende Erklärung für diesen Mißerfolg akzeptiert werden könnte. Man kann nur je nach der Parteizugehörigkeit konstatieren, daß die Anpassung ausbleibt, oder willkürlich annehmen, daß in den Populationen des Bact. lactis aerogenes keine resistenten Typen vorhanden sind, daß keine phenolresistenten Mutanten entstehen usw. Es ist allerdings auffallend, daß nicht nur keine Gewöhnung an Phenol eintritt, sondern daß Phenol bzw. das Wachsen in einem phenolhaltigen Medium eine erworbene stabile Resistenzsteigerung des Bact. lact. aerogenes gegen Proflavin auszulöschen vermag. Es ist aber sehr zweifelhaft, ob zwischen diesen beiden Eigenschaften des Phenols ein engerer Zusammenhang besteht. Denn die Adaptierung des Bact. lact. aerogenes an Sulfonamide kann durch Proflavin rückgängig gemacht werden, und Proflavin gehört keineswegs zu den Substanzen, an welche eine Anpassung unmöglich ist (vgl. Abb. 2). Prinzipiell wichtig erscheint unter diesen Umständen die Analogie zum Verhalten des Menschen und der in den Laboratorien verwendeten Versuchstiere, welche bekanntlich nicht an jedes Gift gewöhnt werden können, und bei welchen die Gewöhnung, wenn sie erfolgt, je nach der geprüften Substanz mit verschiedener Schnelligkeit und in verschiedenem Grade stattfindet.

Obzwar strenge genommen nicht zum Thema dieser Abhandlung gehörig, seien an dieser Stelle die Experimente erwähnt, denen zufolge es nicht gelingt, aus Bakterien mit dem gewöhnlichen Temperaturmaximum des Wachstums durch allmähliche Anpassung an höhere Wärmegrade Stämme zu gewinnen, welche sich wie typische thermophile Bakterien verhalten [A. DIEUDONNÉ (1894), E. P. CASMAN und L. F. RETTGER (1933), A. A. IMSHENETZKY (1944)]. Es würde also, wenn man sich an die Grundidee HINSHELWOODS anschließt, ein prinzipieller Gegensatz zwischen den Anpassungsmöglichkeiten der Bakterien an andere Nährsubstrate oder an keimschädigende Stoffe und der Unmöglichkeit der Anpassung an hohe Wachstumstemperaturen vorliegen. HINSHELWOOD anerkennt diesen Gegensatz und findet ihn dadurch begründet, daß die Anpassung im ersten Falle durch kleine schrittweise Änderungen, welche das Wachstum begleiten, leicht bewirkt werden könne, während die Anpassung an hohe Temperaturen anscheinend die Aufprägung einer neuartigen Organisation, also gewissermaßen die experimentelle Erzeugung neuer Arten erfordern würde. Es besteht aber wohl kein Zweifel, daß sich die thermophilen Bakterien infolge besonderer Umweltbedingungen aus Bakterien mit einem niedrigeren thermischen Wachstumsoptimum entwickelt haben. Daß die thermophilen Bakterien besondere Spezies repräsentieren, welche aus wärmeren Zeiten der Erde stammen und sich bis heute erhalten haben, wird von vielen Bakteriologen abgelehnt [s. u. a. A. RIPPEL-BALDES (1947, S. 135)]. Eine Notwendigkeit, die Überführung eines psychro- oder mesophilen Bakteriums in den thermophilen Typus a priori als eine Unmöglichkeit hinzustellen, weil sie der Erzeugung neuer Spezies im Laboratorium gleichkäme, besteht jedenfalls nicht. Denn es existieren Untersuchungen [E. N. MISCHUSTIN (1933), N. R. DHAR und S. P. TANDON (1936)], aus denen hervorgeht, daß das Vegetationsoptimum von Bodenbakterien von der durch die geographische Lage bedingten Bodentemperatur abhängt:

Bodenbakterien, Art und Herkunft:	Optimale Wachstumstemperatur:
Nitritbildner aus tropischem Boden	35⁰ C
„ „ gemäßigten Breiten	25⁰ C
Azotobacter, tropischer Boden	35⁰ C
„ , gemäßigte Zone	28⁰ C
Bodenbakterien des russischen Nordens	27—29⁰ C
„ , Leningrad	29—31⁰ C
„ , Krim	38—39⁰ C

Außerdem liegt ein oft zitiertes, aber unseres Wissens nie nachgeprüftes Versuchsresultat von W. H. DALLINGER aus dem Jahre 1887 vor. DALLINGER setzte eine Flagellate sieben Jahre hindurch ganz allmählich steigenden Temperaturen aus mit dem Endeffekt, daß der Protist, der im Beginn des Experimentes durch 23⁰ C abgetötet wurde, schließlich 70⁰ C vertrug.

Schließlich ist es auch verfehlt, bei den Thermophilen nur jene Temperatur theoretisch zu bewerten, bei welcher das Wachstum optimal oder gerade noch möglich ist. Die Anpassung kommt erst in der Temperaturspanne voll zum Ausdruck, welche zwischen dem Minimum und dem Maximum der Temperatur besteht, bei welchen Vermehrung nachzuweisen ist. Dieses Intervall kann wie beim Meningococcus sehr klein oder wie beim Bact. coli sehr groß sein. Auch die thermophilen Bakterien wachsen nicht nur bei 60—80⁰ C, sondern auch bei niedrigeren Temperaturen und das Intervall zwischen der minimalen und der maximalen Vegetationstemperatur kann auch in der Kategorie der Thermophilen groß oder klein sein. CASMAN und RETTGER experimentierten z. B. mit einem Stamm, dessen maximale Wachstumstemperatur 70⁰ C betrug und der bei 45⁰ C nur noch sehr schwache Vermehrung erkennen ließ, während P. A. HANSEN (1933) bei einem ausgesprochen thermophilen Stamm noch bei 20⁰ C Vermehrung feststellte. Ferner fand J. K. BAARS[1] (1930) unter

---

[1] cit. nach A. RIPPEL-BALDES (s. daselbst).

den schwefelreduzierenden Bakterien mesophile und thermophile Stämme, welche abgesehen von der Vegetationstemperatur in allen Beziehungen identisch zu sein schienen und ineinander übergeführt werden konnten. Es ist daher denkbar, daß die Temperaturbereiche, in welchen sich die verschiedenen Arten saprophytischer Bakterien zu vermehren vermögen, durch Anpassungsvorgänge während langer Zeitperioden fixiert worden sind. Daß im kurzfristigen Laboratoriumsexperiment Umwandlungen eines Extrems in ein anderes mißlingen, widerspricht dieser Annahme nicht unbedingt. Halten wir es doch für sicher, daß sich im Laufe der Erdgeschichte einmal Organismen aus unbelebtem Material entwickelt haben müssen, obzwar es nicht möglich war und bis heute unmöglich geblieben ist, den Vorgang einer solchen Urzeugung experimentell zu reproduzieren. J. L. Pasteur hat sich energisch dagegen gewehrt, das negative Resultat seiner Versuche als Beweis für die Unmöglichkeit der generatio äquivoca zu bewerten und in weiterer Folge diese Unmöglichkeit als wissenschaftliche Rehabilitierung der biblischen Schöpfungsgeschichte hinzustellen. Wenn extreme Änderungen der Wachstumstemperatur im Laboratorium fast immer mißlingen, kann man dagegen relativ oft die optimale Wachstumstemperatur eines Bakterienstammes auf ein anderes, nicht so stark differierendes Niveau einstellen, indem man den verwendeten Stamm durch den typischen Gewöhnungsversuch in vitro in dem gewünschten Sinne beeinflußt. Die auf S. 78 wiedergegebene Liste der optimalen Wachstumstemperaturen der Bodenbakterien in nordischen, gemäßigten und tropischen Gegenden läßt deutlich erkennen, daß es sich um Anpassungen an Umweltbedingungen handelt. Der herrschenden Strömung folgend, werden jedoch auch die Resultate solcher Gewöhnungsversuche als Effekte der Selektion von Typen gedeutet, welche in jeder normalen Bakterienpopulation vorhanden und mit der auf die Nachkommen übergehenden Fähigkeit ausgestattet sind, höhere Temperaturen zu ertragen und sich bei solchen Wärmegraden zu vermehren. Man bedenkt dabei nicht, daß die experimentell erzielbare Steigerung der optimalen Wachstumstemperatur dem Grade nach sehr verschieden sein kann, und daß man, wenn man sich ganz auf den Boden der Selektionshypothese stellt, eine große Zahl von Typen mit allen Abstufungen der Hitzeresistenz konzedieren müßte (vgl. hiezu S. 69). Nimmt man hingegen an, daß sich sämtliche Zellen eines Bakterienvolkes an die ihnen aufgezwungene Wachstumstemperatur anpassen, so werden die graduellen Differenzen des Vorganges ohne weiteres verständlich. R. J. Dubos, der sich in seinem bekannten Werk „The bacterial cell" zur Selektionshypothese bekennt, meint (1. c., S. 214), es sei kaum zu bezweifeln, daß eine analoge Selektion auch in vivo stattfinden kann, und daß sie eine gewisse Bedeutung für die Anpassung eines bestimmten Mikroorganismus an die parasitische Existenz in einem bestimmten Wirt besitzt. Daran ist nur so viel richtig, daß die Körpertemperatur des Wirtes und die Wachstumstemperatur des Parasiten nicht inkompatibel sein dürfen; daß aber die für das parasitische Verhältnis erforderliche Übereinstimmung durch Auslese entsprechender

Typen aus den Mikrobenpopulationen zustande kommt oder in der Vorgeschichte eines parasitischen Verhältnisses eine Rolle gespielt hat, ist durchaus unwahrscheinlich. Grundsätzlich ist jede Gast-Wirt-Beziehung letzten Endes darauf zurückzuführen, daß sich ein ursprünglich frei lebender Organismus an das Leben in einem Wirte angepaßt hat [R. DOERR (1941)]. Daß man sich jedoch diesen Prozeß so vorzustellen hat, daß eine Mikrobenschar in einen Wirt eindringt, und daß durch eine Auslese der hinsichtlich ihrer Wachstumstemperatur, ihrer Nahrungsbedürfnisse usw. entsprechenden Typen ein oft in hohem Grade spezifisches Gast-Wirt-Verhältnis dauernd fixiert wird, ist nicht nur unbewiesen, sondern auch eine Zumutung an das biologisch orientierte Denken. Man braucht sich ja nur an die vielen Infektionen warmblütiger Wirte zu erinnern, welche durch poikilotherme Insekten übertragen werden; der Parasit entwickelt sich im Wirt und im Überträger bei verschiedenen, aber bestimmten Temperaturen, so daß so primitive Lösungen wie die Selektion präexistenter Typen gar nicht in Frage kommen.

d) Gewöhnungsphänomene bei Kulturen von Warmblüterzellen.

Es sei nochmals betont, daß in dieser Abhandlung nicht die Problematik der Vererbungsprozesse bei Bakterien in ihrer Totalität aufgerollt werden sollte.[1] Das Thema bildet lediglich die Anpassung von Zellen an cytotoxische, von außen einwirkende Substanzen, und es konnten zahlreiche Beweise vorgebracht werden, daß man diese Erscheinung keineswegs nur bei Bakterien, sondern auch bei anderen Lebenseinheiten von verschiedener Art und Differenzierung beobachtet hat, bei Sproß- und Schimmelpilzen, frei lebenden Infusorien, parasitierenden Trypanosomen usw. In allen diesen Fällen handelte es sich jedoch um Populationen von kurzlebenden Individualexistenzen, und da liegt es naturgemäß nahe, nicht an individuelle Anpassungen, sondern an die Selektion präexistenter Typen von größerer Resistenz zu denken. Die Frage, ob im Explantat wachsende und sich vermehrende Zellen von Warmblütern an bestimmte Gifte gewöhnt werden können, ist daher von grundsätzlicher Bedeutung. Nicht nur, weil es sich um Zellen aus dem Organismus höherer warmblütiger Tiere handelt, sondern weil man in einem Kollektiv solcher Zellen, wenn es nach Art und histologischer Herkunft homogen ist, wie z. B. eine Reinkultur von Fibroblasten, die Existenz von a priori giftfesten Typen nicht annehmen kann, so daß die Auffassung eines positiven Resultats als Selektionswirkung sehr unwahrscheinlich wird.

Nun liegen tatsächlich Berichte vor, daß Kulturen von Warmblüterzellen (Fibroblasten, Irisepithel) an Salvarsan, Morphin, Heroin und andere Opiumalkaloide gewöhnt werden können. So erzielten H. VOLLMAR

---

[1] Die Tendenz, alle Veränderungen der Bakterien, mögen sie nun spontan oder induziert, reversibel oder beständig sein, auf ein einziges Prinzip zurückzuführen, läßt sich, nebenbei bemerkt, nicht zureichend begründen und kann die Forschung, wie sich dies bei manchen voreiligen Verallgemeinerungen gezeigt hat, in falsche Bahnen leiten.

und S. T. Li (1940) durch wiederholten Zusatz kleiner Mengen von Neosalvarsan zu einem Medium, in welchem embryonale Fibroblasten gezüchtet wurden, eine derartige Resistenzsteigerung, daß eine für nicht vorbehandelte Zellen tödliche Konzentration nur noch eine geringe Wachstumshemmung bewirkte. Die Dauer der Vorbehandlung war verhältnismäßig kurz, und die Resistenz bildete sich demgemäß rasch zurück, wie dies ja auch bei der induzierten Arzneifestigkeit der Bakterien und bei den erworbenen fermentativen Fähigkeiten der Bakterien [W. J. Penfold (1910)] der Fall ist. Ob sich durch öfter wiederholte oder längere Einwirkung von Salvarsan eine stabile Resistenzsteigerung der Zellkulturen erreichen läßt, wurde leider nicht untersucht. Mit der Gewöhnung von Gewebekulturen an Morphin, Codein, Heroin und andere Opiumalkaloide beschäftigten sich K. Saito (1936), M. Sasaki (1938), Y. Nakazawa (1938) und T. Kubo (1939). Es konnte tatsächlich eine gewisse Resistenzsteigerung festgestellt werden, indem das Wachstum anfänglich durch eine bestimmte Konzentration des Alkaloides gehemmt wurde, während sich die Kulturen nach mehreren Passagen in der gleichen Konzentration ebenso rasch entwickelten wie unvorbehandelte Kontrollen. Nach den Angaben der japanischen Autoren soll sich auch das „Abstinenzphänomen" in der Gewebekultur nachahmen lassen; wurden nämlich an Opiumalkaloide gewöhnte Gewebestückchen plötzlich in alkaloidfreie Medien übertragen, so wurde das Wachstum stark gehemmt oder ganz sistiert und nahm erst nach 3—5 weiteren Passagen in alkaloidfreier Nährflüssigkeit wieder das ursprüngliche Verhalten an. Da Fibroblasten oder Irisepithel weder an der Giftwirkung von Morphin, Alkohol, Salvarsan noch am Mechanismus der Gewöhnung an solche Stoffe beim Menschen oder bei Versuchstieren essentiell beteiligt sind, muß es sich — die Richtigkeit der zitierten Angaben vorausgesetzt — um eine allen wachsenden bzw. sich vermehrenden Zellen gemeinsame Fähigkeit der Anpassung an schädliche Umweltsbedingungen handeln, welche sich durch Selektion präexistenter, widerstandsfähiger Typen nicht restlos erklären läßt.

Man hat versucht, das Vorhandensein, den Grad und die Spezifität der erworbenen Resistenz von Versuchstieren gegen toxische Stoffe bzw. der Gewöhnung an dieselben an *isolierten, überlebenden Organen* festzustellen, wobei offenbar der Schultz-Dale'sche Test am isolierten Uterushorn des Meerschweinchens als Indikator eines bestehenden anaphylaktischen Zustandes (1910—1913) als Vorbild gedient hat. Denn die ersten derartigen Experimente wurden 1920 von M. Hahn und H. Langer am Darm von Kaninchen vorgenommen, welche längere Zeit mit Nikotin vorbehandelt worden waren. Später hat man die Reaktion des isolierten Darmes morphingewöhnter oder mit Morphin vorbehandelter Tiere geprüft und gefunden, daß die Vorbehandlung eine Herabsetzung der Morphinempfindlichkeit zur Folge hat und zwar sowohl beim Kaninchen als auch beim Meerschweinchen, was einen Widerspruch zu bedeuten scheint, da sich diese beiden Tierarten im Gewöhnungsversuch an Morphin verschieden verhalten. Das ist aber verständlich, da am isolierten Darmstück der Einfluß des zentralen Nervensystems wegfällt, der gerade bei der Gewöhnung an Morphin eine so große und von der Tierspezies abhängige Rolle spielt. Auch der Schultz-Dale-Test am Uterushorn des sensibilisierten Meerschweinchens zeigt nicht immer die Reaktivität des intakten Tieres an, und in neuerer Zeit ist der Glaube an seine Zuverlässigkeit durch Untersuchungen von L. B. WINTER (1944, 1945) noch stärker erschüttert worden. Um so mehr ist die Substitution der Reaktivität des ganzen Organismus durch das Verhalten eines einzigen Organs bei der Giftgewöhnung, deren Mechanismus weit weniger klar ist als jener der Anaphylaxie, ein gewagtes Unternehmen, das zu Fehldeutungen führen kann und geführt hat.

III. Anhang.

Die natürliche, nicht durch Antitoxine bedingte Immunität gegen Gifte.

Wie allgemein bekannt, ist die Intensität und Art der Giftwirkung von der Tierspezies abhängig.

Der Igel besitzt eine vielseitige und zum Teil hochgradige natürliche Resistenz gegen mehrere, voneinander sehr verschiedene Gifte wie Cantharidin, Atropin, Morphin, Nikotin, Kalium arsenicosum, Curare, Cyankalium, Sublimat [M. A. WILLBERG (1914)]. Kaninchen sind wie auch Ratten, Meerschweinchen, Ziegen, Tauben und Hühner ziemlich widerstandsfähig gegen Atropin [P. FLEISCHMANN (1910), M. CLOETTA (1908), R. METZNER (1912)]. Katzen, Pferde und Rinder reagieren auf Morphin nicht mit Narkose und Miosis, sondern mit Erregungszuständen, Krämpfen und Mydriasis, Scopolamin wirkt auf Menschen und Hunde narkotisch, nicht aber auf Kaninchen, und zwischen der Histaminempfindlichkeit des Meerschweinchens und der Maus besteht eine enorme Differenz. Innerhalb einer bestimmten Spezies können sehr beträchtliche Differenzen der Empfindlichkeit beobachtet werden, so z. B. beim Kaninchen gegen Atropin [R. METZNER und E. HEDINGER (1912), P. FLEISCH-MANN] oder in besonders stark ausgeprägter Art beim Menschen gegen Cocain [E. JOEL und F. FRÄNKEL (1924)].

Worauf die natürliche Giftimmunität und ihr Widerpart, die hohe Giftempfindlichkeit, samt den zwischen diese Extreme eingeschalteten intermediären Reaktionsformen beruhen, konnte bisher meist nicht befriedigend festgestellt werden. Im allgemeinen werden *cellulare Mechanismen* angenommen (H. H. MEYER und R. GOTTLIEB, 1933, S. 18). Voraussetzung der Wirkung wäre also, daß der Kontakt zwischen der toxischen Substanz und der giftempfindlichen Zelle hergestellt wird, so daß es entweder zu Veränderungen an den Oberflächen der Zellen oder zu einem Eindringen des Giftes in dieselben mit folgender Speicherung [W. STRAUB (1902)] kommt. Den an zweiter Stelle genannten Typus haben wir bereits im monocellularen Modell der Trypanosomenvergiftung kennengelernt; in diesem Modell trat uns die intracellulare Speicherung als notwendige und hinreichende Bedingung der Giftwirkung entgegen. Das muß aber keineswegs immer der Fall sein und jedenfalls sind Kontakt, Penetration und Speicherung nur einleitende Prozesse, an welche sich die eigentliche Giftwirkung, das heißt die Reaktion der Zelle auf das Gift anschließt, und wie man sich diesen intimeren Vorgang vorzustellen hat, ist vorderhand nicht aufgeklärt, wenn man nicht etwa für das α-Toxin des Clostridium welchii, dessen biochemische Leistung als Effekt einer Lecithinase aufgefaßt wird, eine Ausnahme machen will (vgl. hiezu R. DOERR, 1948, S. 159f.). Unter diesen Umständen sind konkrete Aussagen über den Mechanismus der *Unter- oder Unempfindlichkeit* kaum möglich, wenn man nicht die ausbleibende Penetration und Speicherung wie im Trypanosomenmodell nachzuweisen vermag. Es ist aber wahrscheinlich, daß man in den meisten Fällen die Ursachen der Giftimmunität ebenso wie jene der Giftempfindlichkeit auch bei höheren Organismen auf das Verhalten *homologer Zellen* zurückzuführen hat.

Eine Ausnahme von diesem generell cellularen Standpunkt wird nur für die Atropinresistenz des Kaninchens zugestanden, weil die mehrfach bestätigten Angaben von P. FLEISCHMANN (1910) über die atropinentgiftende Eigenschaft des Kaninchenblutes in diesem Falle die Annahme einer *humoralen Abwehr* zulassen. Diese Eigenschaft des Blutes bzw. Blutserums ist aber nicht bei allen Kaninchen in gleichem Maße vorhanden, sondern kann auch fehlen oder nur in geringem Grade entwickelt sein [P. FLEISCHMANN, R. METZNER (1912), R. METZNER und E. HEDINGER (1912)], und es erhebt sich daher die Frage, ob die natürliche Resistenz der Kaninchen gegen Atropin ausschließlich von der Intensität der atropinzerstörenden Kraft des Blutserums abhängig ist. Nach den Angaben von P. FLEISCHMANN und R. METZNER soll dies der Fall sein, indem man die Vaguslähmung bei Kaninchen mit unwirksamem Blut schon durch minimale Atropindosen hervorrufen kann und der Lähmungszustand dann auffallend lange anhält, während umgekehrt die Atropinwirkung bei Kaninchen mit hochaktivem Blut rasch schwindet. Man kennt jedoch Tierarten, welche gegen Atropin empfindlicher (Mensch, Katze) und solche, welche noch resistenter sind als Kaninchen; ob auch in dieser Beziehung ein durchgängiger Parallelismus zwischen natürlicher Giftfestigkeit und giftzerstörender Wirkung des Blutes besteht, ist unseres Wissens nicht systematisch untersucht worden. P. FLEISCHMANN (1911) gibt nur summarisch an, daß auch das Meerschweinchenserum eine starke atropinentgiftende Wirkung hat, die aber doch erheblich hinter jener des Kaninchenserums zurücksteht; in noch geringerem Grade wirke das Katzenserum [M. CLOETTA (1911) verzeichnete ganz negative Resultate] und noch schwächer das Hundeserum; normales Menschenserum vermochte Atropin selbst in den niedrigsten Konzentrationen überhaupt nicht anzugreifen. Es ist daher jedenfalls möglich, daß das Problem der relativen Toxizität des Atropins nicht zur Gänze humoral gelöst werden kann, sondern daß auch hier cellulare Gegebenheiten eine wichtige Rolle spielen [M. CLOETTA (1908, 1911), R. METZNER (1912)].

R. METZNER (1912) führte die atropinentgiftende Wirkung des Kaninchenserums auf ein thermolabiles Ferment zurück, welches das Atropin in Tropin und Tropasäure spaltet; dafür sprach der bittere Geschmack der unwirksam gewordenen Atropin-Serum-Gemische und die Tatsache, daß solche Gemische nach wochenlangem Stehen wieder ihre Wirksamkeit erlangten, vermutlich durch Unwirksamwerden des Fermentes und spontane Resynthese des Atropins.

Wo das atropinspaltende Ferment gebildet wird, ist ebenso unbekannt geblieben wie die Ursache, warum die Konzentration oder Wirkungsintensität dieses Stoffes beim Kaninchen so gewaltigen individuellen Schwankungen unterworfen ist. P. FLEISCHMANN (1910) wollte sich überzeugt haben, daß das Ferment bei Kaninchen mit strumös entarteter Schilddrüse fehlt; METZNER und HEDINGER (1912) konnten jedoch diese Behauptung nicht bestätigen. E. BALISSAT (1935/36) hat den bereits bekannten Tatsachen kaum etwas Neues hinzugefügt. Er konnte ebenfalls konstatieren, daß der atropinzerstörende Faktor im Serum des Menschen nicht vorhanden ist, und daß sein Vorkommen oder Fehlen im Serum von Kaninchen von der Funktion, bzw. Dysfunktion der Schilddrüse unabhängig ist. Über den Mechanismus der Atropinentgiftung durch Kaninchenserum hat sich BALISSAT nicht ausgesprochen; er meint nur, daß es sich nicht um eine vollständige Zerstörung handeln dürfte, beschränkt aber diese Aussage auf Versuche, in welchen 1,5 mg Atropin mit 0,2 ccm Serum gemischt wurden. Daß der das Atropin entgiftende Faktor ein hydrolysierendes Ferment (eine „Atropinesterase") ist, wurde dagegen von anderer Seite [D. GLICK (1940), F. BERNHEIM und M. L. BERNHEIM (1938) u. a.] bestätigt. D. GLICK und S. GLAUBACH (1941) konstatierten, daß die Atropinesterase etwa bei 25% aller Kaninchen im Serum nachweisbar ist und daß ihre Konzentration, bzw. Wirkungsstärke zwischen 51 und 270 Einheiten[1] schwankt.

Das Vorhandensein des Enzyms konnte weder mit der Jahreszeit noch mit der Rasse, dem Geschlecht, der Farbe oder dem Körpergewicht der Kaninchen in Beziehung gebracht werden, und es schien sein Fehlen auch nicht mit dem individuellen Vorkommen eines Hemmungsstoffes zusammenzuhängen. War im Blute der Kaninchen keine Atropinesterase vorhanden, so fehlte sie auch in den Extrakten aller hierauf geprüften Organe; war sie nachweisbar, so hatte sie im Blute den höchsten Titer, und die Leber stand erst an zweiter Stelle, so daß es immerhin möglich schien, daß sie in der Leber produziert und im Blute bloß gespeichert wird. Dafür könnten auch Untersuchungen geltend gemacht werden, denen

---

[1] Als Einheit wurde jene Enzymmenge bezeichnet, welche im Warburg'schen Apparat erforderlich ist, um bei 30° C in 300 Minuten 1 Kubikmillimeter CO_2 bei einem Totalvolum von 4 cm³ Bicarbonat-Ringerlösung aus einer hinreichenden Atropinmenge frei zu machen.

zufolge Atropinesterase im Serum verschiedener Tierspezies (Frosch, Ratte, Katze, Hund) fehlt, in Extrakten aus der Leber aber nachweisbar ist [A. J. CLARK (1912), G. S. W. SERAM (1938), W. F. VON OETTINGEN (1918), F. BERNHEIM und M. L. C. BERNHEIM (1938)].

Ferner ist derzeit keine bestimmte Aussage möglich, ob der Stoff spontan, das heißt ohne spezifischen Impuls, oder infolge des Einflusses einer besonderen Art der Ernährung entsteht. Es ergibt sich somit eine doppeldeutige Situation, wie sie in analoger Form bei den natürlichen Antikörpern besteht [R. DOERR (1949)]. Es fällt allerdings auf, daß die atropinresistenten Spezies in der Mehrzahl Pflanzenfresser sind, welche auch die Belladonna-Fütterung gut vertragen, so daß eine enterale und schließlich erblich fixierte Immunisierung gegen Solaneengifte im Bereich erlaubter Kombinationen liegt. Nach M. CLOETTA (1911) und R. METZNER (1912) soll es möglich sein, Kaninchen durch Atropininjektionen oder durch Fütterung mit Belladonna an „Atropin zu gewöhnen“, vermutlich durch Steigerung der atropinabbauenden Funktion des Blutserums; es geht aber aus den veröffentlichten Daten nicht hervor, ob die entgiftende Wirkung des Serums auf Atropin vor der Einleitung der spezifischen Behandlung und fortlaufend während derselben geprüft wurde. Die Angaben von D. GLICK und S. GLAUBACH (1941) machen allerdings die Annahme einer enteralen Immunisierung nicht wahrscheinlich; immerhin haben diese Autoren keine direkten Versuche mit Belladonnafütterung ausgeführt, die daher zur Klärung der theoretisch wichtigen Frage systematisch wieder aufgenommen werden sollten.

Literaturverzeichnis.

ABE, K. und H. TAKEBAYASHI, (1930), Jap. J. Med. Sci. Pharmacol. (Proc.) 5, 34.
AHLQUIST, R. P. und J. M. DILLE (1940), J. Pharmacol. 70, 301.
AMSLER, C. (1931), Naunyns Arch. 161, 233.
ANREP, von B. (1880), Pflügers Arch. 21, 38.
ARLOING, F. et L. THÉVENOT (1922), C. r. Soc. Biol. 87, 12.
ASCHOFF, J. (1938), Ztschr. f. d. gesamte exp. Med. 103, 350.
AVERY, O. T., C. M. MCLEOD and M. MCCARTY (1944), J. exp. Med. 79, 137.

BAARS, J. K. (1930), Over sulfatreductie door bacterien Diss. Delft.
BACHRACH, E. (1926), Arch. int. Physiologie 26, 147.
BACHRACH, E. et H. CARDOT (1922), C. r. Soc. Biol. 86, 583.
BALISSAT, E. (1935/36), Helvetica med. acta 2, 598.
BALODIS, K. (1933), Naunyns Arch. 173, 589.
— (1934), Naunyns Arch. 176, 1.
BARLOW, O. W. (1935), J. Pharmacol. 55, 1.
BATTELLI, F. und L. STERN, (1910), Biochem. Ztschrift 28, 145.
BEHREND, A. und C. H. THIENES, (1933), J. Pharmacol. 48, 317.
BERNHARD, C. G. und L. GOLDBERG, (1935), Acta med. scand. 86, 152.
BERNHEIM, F. and M. L. C. BERNHEIM (1938), J. Pharm. 64, 209.
BEYER, K. H. and J. T. SKINNER, (1940), J. Pharmacol. 68, 419.
BIEHLER, W. (1935), Naunyns Arch. 178, 693.
BINSWANGER, H. (1933), Arch. f. Psychiatrie 100, 619.
BLISS, E. A. and H. C. DEITZ (1944), J. Bact. (Am.) 47, 449.
BOCK, J. und R. B. LARSEN (1917), Naunyns Arch. 81, 15.
BONDI, A. and C. C. DIETZ (1944), Proc. Soc. exp. Biol. Med. 56, 135.
— — (1945), Proc. Soc. exp. Biol. Med. 60, 55.
BONSMANN, M. R. (1930), Naunyns Arch. 156, 145.
— (1932), Naunyns Arch. 165, 659.
— (1933), I, Naunyns Arch. 171, 612.
— (1933), II, Naunyns Arch. 172, 645.
BRAUN, W. (1947), Bact. Reviews (Am.) 11, 75.
BRIERLEY, W. B. (1929), Proc. internat. Congress Plant Scienc., II, 1629.
BROGGI, E. (1935), Rass. Studi psich. 24, 579.
BROWNING, C. H., J. B. COHN, S. ELLINGWORTH and R. GULBRANSON (1929),
    Proc. Royal. Soc. 105, 99.
BUCHER, K. (1944), Helv. Physiol. et Pharmacol. Acta. 2, 5.
— (1949), Arch. int. Pharmacodyn. 79, 336.
BURN, J. H. (1946), Brit. med. Bull. 4, 95.

CAHEN, R. (1935), Ann. Hyg. 13, 613.
— (1936), I, Arch. int. Pharmacodyn. 53, 426.
— (1936), II, C. r. Soc. Biol. 123, 488.

CARMICHAEL, E. B. and L. C. POSEY, (1933), Proc. Soc. exper. Biol. Med. 30, 1329.
— — (1936), J. Pharmacol. 57, 116.
CASMAN, E. P. and L. F. RETTGER (1933), J. Bact. (Am.) 26, 77.
CHAMPY, C. et E. GLEY (1911), C. r. Soc. Biol. 71, 159.
CHEN, K. K. (1928), J. Pharmacol. 33, 215.
CHEN, K. K. und W. J. MEEK (1926), J. Pharmacol. 28, 31.
CLARK, A. J. (1937), Heffters Hb. der exp. Pharmakologie, Erg. Bd. 4.
— (1912), Quart. J. exp. Phys. 5, 385.
CLOETTA, M. (1903), Naunyns Arch. 50, 453.
— (1906), Naunyns Arch. 54, 196.
— (1908), Naunyns Arch. Suppl. 119.
— (1911), Naunyns Arch. 64, 472.
— (1911), Naunyns Arch. 64, 427.
CO TUI, F. (1931), J. Pharmacol. 41, 71.
CURRAN, D. (1933), Proc. Roy. Soc. Med. 27, 489.
CURTIS, E. (1929), J. Pharmacol. 35, 333.
CUSHNY, A. R. (1913), J. Pharmacol. 4, 363.

DALLINGER, W. H. (1887), J. Roy. Mic. Soc. 3, 1368.
DAVENPORT and NEAL (1896), Arch. Entwicklungsmechanik d. Organismen 2, 564.
DAVIES, D. S. and C. N. HINSHELWOOD (1943), Trans. Faraday Soc. 39, 431.
DEMEREC, M. (1945a), Proc. Nat. Acad. Scienc. 31, 16.
— (1945b), Am. Missouri Botan. Garden 32, 131.
DHAR, N. R. and S. P. TANDON (1936), Proc. Acad. Alahabad 6, 35.
DIEUDONNÉ, A. (1894), Zentralbl. f. Bakt. 16, 965.
DILLER, T. (1929), J. A. M. A. 93, 939.
DIXON, W. E. und W. E. LEE (1912), Quart. J. exp. Physiol. 5, 373.
DOBZHANSKY, TH. (1947), Genetics and the origin of species, Columbia University Press, Second edition.
DÖBLIN, A. und FLEISCHMANN (1913), Z. Klin. Med. 77, 145.
DOERR, R. (1941), Arch. f. Virusfschg. 2, 87.
— (1944), Handb. d. Virusfschg., 1. Ergänzungsband, 271—348.
— (1948), Die Antigene. Immunfschg. Bd. 3, Springer, Wien.
— (1949), Die Antikörper, 2. Teil, Springer, Wien.
VAN DONGEN, K. (1915), Pflügers Arch. 162, 54.
DOWNS, A. W. and N. B. EDDY, (1928), J. Lab. and Clin. Med. 13, 739.
— (1932), J. Pharmacol. 46, 195.
DUBOS, R. J. (1945), The bacterial cell. Harvard University Press.
DUCLAUX, E. (1892), Ann. Jnst. Past. Paris 6, 593.

EDDY, N. B. (1929), J. Pharmacol. 37, 261.
— (1941), in Krueger, H., N. B. Eddy, and M. Sumwalt, Suppl. 165. Public Health Reports.
EDDY, N. B. and G. J. REID, (1934), J. Pharmacol. 52, 468.
EDDY, N. B. and A. W. DOWNS, (1928), J. Pharmacol. 33, 167.
EDMUNDS, C. W. (1904), J. Physiol. 11, 79.
— (1909), J. Pharmacol. 1, 27.
EDWARDS, O. F. and L. F. RETTGER (1937), J. Bact. (Am.) 34, 489.
EFFRONT, J. (1893), C. r. Acad. Scienc. 117, 559.
— (1894), C. r. Acad. Scienc. 119, 169.
— (1899), Z. f. Spiritusindustrie 27, 126.

--- (1900), Die Diastasen.

— (1906), zit. nach Lafar, Handb. d. techn. Mykologie, Jena 5, 303.

— (1920/21), Physiol. Abstracts 5, 437.

VAN EGMOND, A. A. J. (1911), Naunyns Arch. 65, 197.

EHRLICH, P. (1907), Berl. Klin. Wschr. 44, 233, 280, 310, 341.

EICHLER, O. (1937), Naunyns Arch. 187, 429.

EICHLER, O. und H. KILLIAN (1931), Naunyns Arch. 159, 606.

EICHLER, O. und H. MÜGGE (1932), Naunyns Arch. 168, 89.

EMMELIN, N. und W. FELDBERG (1948), Brit. J. Pharmacol. 3, 273.

ERWTEMAN, J. and P. A. HEERES (1938), Acta med. scand. 96, 198.

ESSER, J. (1903), Naunyns Arch. 49, 190.

ETTINGER, G. H. (1938), J. Pharmacol. 63, 82.

EWEN MC, E. G., S. P. HARRISON and A. C. IVY. (1939), Proc. Soc. exp. Biol. Med. 42, 254.

EULER, V. H. (1942), Ber. deutsch. chem. Gesellsch. 75, 1876.

FABINYI, M. und J. SZEBEHELYI (1948), Arch. int. Pharmacodyn. 75, 402.

FARMER, L. (1939), J. Immunol. 36, 37.

FAURE, W. und S. LOEWE (1923), Biochem. Ztschr. 143, 47.

FAUST, E. S. (1900), Naunyns Arch. 44, 217.

FEINBERG, S. M. (1946), J. A. M. A. 132, 702.

FILDES, P. (1940), Brit. J. exp. Path. 21, 67.

— (1940), Lancet I, 955.

— (1941), Brit. J. exp. Path. 22, 293.

FINKLEMAN, B. (1930), J. Physiol. 70, 145.

FINNEGAN, J. K., P. S. Larson and H. B. HAAG (1945), Science 102, 94.

FITCH, R. H. (1930), J. Pharmacol. (Proc.) 39, 266.

FLEISCHMANN, P. (1910), Naunyns Arch. 62, 518.

— (1911), Berl. Klin. Wschr., 135.

FLEMING, R. und E. STOTZ (1936), Arch. of Neur. 35, 117.

FRIEDRICH-FREKSA, H., G. MELCHERS und G. SCHRAMM (1946), Biolog. Zentralblatt 65, 187.

GADDUM, J. H. and H. KWIATKOWSKI (1938), J. Physiol. 94, 87.

GAISBÖCK, F. (1911), Naunyns Arch. 66, 398.

GALE, E. F. and H. M. R. EPPS (1942), Bioch. J. 36, 600.

GEGENBAUER, V. (1922), Arch. f. Hyg. (D.) 90, 23.

GETTLER, A. O. und A. W. FREIREICH (1935), Am. J. of Surgery 27, 328.

GIOFFREDI, C. (1899), Arch. ital. de biol. 31, 398.

— (1899), Münch. Med. Wschr. 46, 95.

GLEY, E. (1911), C. r. Soc. Biol. 71, 352.

GLICK, D. (1940), J. bioch. Chem. 134, 617.

GLICK, D. and SUSI GLAUBACH (1941), J. gener. Physiol. (Am.) 25, 197.

GOLD, H. (1929), J. Pharmacol. 35, 355.

GOLDBERG, L. (1943), Acta physiol. scand. 5, Suppl. 16.

GOUREWITSCH, D. (1907), Naunyns Arch. 57, 214.

GRAF, O. und FLAKE, E. (1933), Arbeitsphysiol. 6, 141.

GRAESSLE, O. E. and B. M. FROST (1946), Proc. Soc. exp. Biol. Med. 63 171.

GRIFFITH, F. (1928), J. Hyg. (Brit.) 27, 113.

GRODE, J. (1912), Naunyns Arch. 67, 172.

GROSS, E. G. and V. THOMPSON (1940), J. Pharmacol. 68, 413.

GRUBER, C. M. and G. F. KEYSER, (1946), J. Pharmacol. 86, 186.

GUNN, J. A. (1923), Physiol. Rev. **3**, 41.
GÜNZBURG, L. (1922), Biochem. Ztschr. **129**, 549.

HAFFNER, F. und F. WIND (1926), Naunyns Arch. **116**, 125.
HALE, W. (1909), J. Pharmacol. **1**, 39.
HAHN, M. und H. LANGER (1920), Z. Hyg. **90**, 22.
HANSEN, P. A. (1933), Arch. f. Microbiol. **4**, 23.
HASSELBACH und J. LARSEN (1940), Nordisk Med. **8**, 2397.
HATCHER, R. A. (1904), Am. J. Physiol. **11**, 17.
HAUPT (1886), zit. nach Joel und Fränkel.
HAUSMANN, W. (1907), Die Gewöhnung an Gifte. Ergebn. d. Physiol. **6**, 58.
HEFFTER, A. und E. KEESER (1927), Heffters Hdb. exp. Pharmakol. **3**, 494.
HIGIER, H. (1911), Münch. Med. Wschr. **58**, 503.
HILDEBRANDT, F. (1929), Gewöhnung an Gifte, Handb. d. norm. u. path. Physio-
logie **13**, 833.
HINDEMITH (1938), zit. nach O. EICHLER (1938), Kaffee und Koffein, Berlin. Julius
Springer.
HINSHELWOOD, C. N. (1946), The chemical kinetics of the bacterial cell. Oxford.
HIRSCH, H. (1916), Biochem. Ztschrift **77**, 129.
HOOKER, S. B. and W. C. BOYD (1940), J. Immunology **38**, 479.
HORST, K., R. E. BUXTON, and W. D. ROBINSON, (1934), J. Pharmacol. **52**, 322.
HORTON, B. T., A. R. MC. LEAN, and W. G. CRAIG, (1939), Procc. Staff Meet. Mayo
Clinic. **14**, 257.
HOTTA, S. (1933), Ronas Ber. **71**, 473.
HOUSWRIGHT, R. D. and S. A. KOSER (1944), J. inf. dis. (Am.) **75**, 113.

ISBELL H., A. J., EISENMANN, A. WIKLER, and K. FRANK, (1948), J. PHARMACOL.
92, 83.
ISBELL, H. and A. J. EISENMANN (1948), J. Pharmacol. **93**, 305.

JACOBSEN, E. und J. GAD (1940), Naunyns Arch. **196**, 34.
JANCSO, v. N. (1931), Zentralbl. f. Bakt. I. Orig., **122**, 388, 393.
— (1932), Zentralbl. f. Bakt., I. Orig. **123**, 129.
— (1932a), Klin. Wschr., 689.
— (1932b), Klin. Wschr., 1305.
JAQUEMIN, G. (1905), Z. f. Spiritusindustrie **48**, 450.
JENNINGS, H. S. (1908a), J. exp. Zool. **5**, 577.
— (1908b), Proc. Americ. Philos. Soc. **47**, 393.
JENNINGS, H. S., D. RAFFEL, LYNCH, ST. RUTH and T. M. SONNEBORN (1922),
J. exp. Zool. **62**, 363.
JETTER, W. W. (1938), American J. Med. Sciences. **196**, 475.
JOACHIMOGLU, G. (1916), Naunyns Arch. **79**, 419.
JOEL, E. (1923), Therapie der Gegenwart **64**, 397.
JOEL, E. und A. ETTINGER (1926), Naunyns Arch. **115**, 334.
JOEL, E. und F. FRÄNKEL (1924), Erg. Inn. Med. **25**, 988.
JOHNSTON, L. M. (1942), Lancet **243**, 742.
JOLLOS, V. (1913), Biol. Zentralbl. **33**, 222.
— (1921), Arch. Protistenkunde **43**, 1.
— (1934), Arch. Protistenkunde **83**, 197.
— (1939), Grundbegriffe der Vererbungslehre, insbesondere Mutation, Dauermodifi-
kation, Modifikation, Handb. d. Vererbungswissenschaft, Bd. I, D, 1
JUNGEBLUT, C. W. (1923), Z. Hyg. **99**, 254.
JUNGMICHEL, G. (1933), Naunyns Arch. **173**, 388.

KALLOS, P. und W. PAGEL (1937), Acta med. Scand. **91**, 292.

KARADY, E. S. (1936), Naunyns Arch. **180**, 283.

— (1941), J. Immunology **41**, 1.

KEESER, E. und H. A. OELKERS (1937), Naunyns Arch. **186**, 606.

KIESE, M. (1935), Naunyns Arch. **178**, 342.

KIHARA, J. (1928), Ronas Ber. **48**, 135.

KINNEY MC and R. R. MELLON (1941), J. inf. dis. **68**, 233

KIRBY, W. M. M. and L. A. RANTZ (1943), J. exp. Med. **77**, 29.

KOBAYASHI, S. (1936), J. Med. Assoc. Formosa **35**, 1364.

— (1937), Ronas Ber. **98**, 509.

KOCHMANN, M. (1921), Pfügers Arch. **190**, 158.

KOHN, H. J. (1943), Am. N. Y. Acad. Scienc. **44**, 503.

KOHN-ABREST, E. (1948), Précis de Toxicologie. Doin Paris.

KOLB, L. and A. G. DU MEZ, (1931), Public Health Reports **46**, 698.

KRUEGER, H., N. B. EDDY and M. SUMWALT (1941), Washington Public Health
Reports Suppl. **165**.

KWIATKOWSKI, H. (1943), J. Physiol. **102**, 32.

KUBO, T. (1939). Arch. exp. Zellforschg. **23**, 258.

LANDY, M., N. W. LARKUM, E. J. OSWALD and F. STREIGHTOFF (1943), Science
97, 295.

LAUBENDER, W. (1939), Heffters Hdb. exp. Pharmakolog. Erg. Bd. **8**, 1.

LAURENT, zit. nach W. HAUSMANN.

LEHMANN, A. J., H. SCHWERMA und E. RICKARDS (1945), J. Pharmacol. **85**, 61.

LELOIR, L. F. und J. M. MUNOZ, (1938), Biol. J. **32**, 299.

LEMBERG, R., T. TANDY and N. E. GOLDSWORTHY (1946), Nature **157**, 103.

LENDLE, L. (1927), Naunyns Arch. **120**, 129.

LEOD MC, C. M. (1939), Proc. Soc. exp. Biol. a. Med. (Am.) **41**, 215.

LÉVY, J. (1935), Bull. Soc. Chim. Biol. **17**, 13.

LÉVY, H. et R. CAHEN (1933), C. r. Soc. Biol. **112**, 167.

LIGHT, A. B. (1931), J. A. M. A. **96**, 823.

LINK, TH. (1948), Z. Immunitätsfschg. (D.) **104**, 441.

LOISELEUR, J. (1946a), C. r. Acad. Science **222**, 159.

— (1946b), C. r. Acad. Scienc. **222**, 461.

— (1946c), C. r. Acad. Scienc. **222**, 978.

— (1946d), C. r. Acad. Scienc. **222**, 1013.

— (1947a), C. r. Acad. Scienc. **224**, 505.

— (1947b), C. r. Acad. Scienc. **224**, 687.

LOISELEUR, J. et M. PETIT (1947), C. r. Soc. Biol. **141**, 568.

LOTSY, J. P. (1916), Evolution by means of hybridization, Im Haag.

— (1931), Genetica **13**, 1.

LOUBATIERES, A. (1948), C. r. Soc. Biol. **142**, 1340.

LOWANS MC., P. K. (1933), Proc. Roy. Soc. Med. **27**, 489.

LURIA, S. E. (1947), Bact. Reviews (Am.) **11**, 1.

MAIER, H. W. (1926), Thieme Leipzig. Der Cocainismus.

MALORNY, G. und G. ORZECHOWSKI (1940), Naunyns Arch. **196**, 245.

MARMÉ, W. (1883), Dtsche Med. Wschr. **9**, 197.

MATOSSI, R. (1932), Ztschr. f. klin. Med. **119**, 268.

MATSCHULAN, G. (1937), Naunyns Arch. **186**, 113.

MAYER, R. L., C. P. HUTTRER and C. R. SCHOLZ (1945), Science **102**, 93.

MEHNER, H. (1926), Ztschr. f. d. ges. Neurol. u. Psychiat. **103**, 220.

METZNER, R. (1912), Naunyns Arch. **68, 110.**
METZNER, R. und E. HEDINGER (1912), Naunyns Arch. **69,** 272.
MEISSNER, C. (1903), Inauguraldissertation Leipzig.
MERZBACHER (1929), Münch. Med. Wschr. **76,** 2016.
MEYER. H. H. und R. GOTTLIEB, Die experimentelle Pharmacologie **1933.**
MILES, W. R. (1923), J. Pharmacol. **20,** 265.
MILLER, G. H. and O. H. PLANT (1926), Proc. Soc. exp. Biol. a. Med. **23,** 836.
MINGOLA, QU. e E. SBIOCCA (1941), Atti Accad. Italia, Read. VII., S. 2., S. 1103.
MISCHUSTIN, E. N. (1933), Microbiol. (russisch), **2,** 1933; ref. Zentralbl. f. Bakt. II, **90,** 92.
— (1935), Chemis. d. sozial. Landwirtsch. **7,** 55; ref. Zentralbl. f. Bakt. II **95,** 82.
MOIR, W. M. (1937), J. Pharmacol. **59,** 68.
MORAWITZ, P. und J. PRATT (1908), Münch. Med. Wschr. 1817.
MORERA, V. (1928), zit. nach Merzbacher.
MYERS, H. B. (1916), J. Pharmacol. **8,** 417.
— (1918), J. Pharmacol. **11,** 177.
— (1925), J. Pharmacol. **23, 465.**

NAEGELI, C. (1881), Botanische Mitteilungen.
NAKAZAWA, Y. (1938), Fol. pharmacol. jap. **26,** 1.
NEDZEL, A. J. (1937), J. Lab. a. Clin. Med. **22,** 1031.
NEUSCHLOSS, S. M. (1919), Pflügers Arch. **176,** 223.
— (1920), Pflügers Arch. **178,** 61.
NEWMAN, H. W. and J. CARD (1937), J. Pharmacol. **59,** 249.
NEWMAN, H. W. and W. C. CUTTING (1935), J. Pharmacol. **55,** 82.
NEWMAN, H. W. and A. J. LEHMAN (1938), J. Pharmacol. **62,** 301.
NICHOLAS, J. S. and D. H. BARRON (1932), J. Pharmacol. **46,** 125.

OELKERS, H. A. (1935), Naunyns Arch. **178,** 451.
OELKERS, H. A. und F. RINTELEN (1933), Naunyns Arch. **170,** 239.
OETTEL, H. und A. KRAUTWALD (1937), Klin. Wschr. **16,** 299.
ORZECHOWSKI, G., W. GRONEMEYER und G. MALORNY (1940), Naunyns Arch. **196,** 237.
OSBORN, H. F. (1927), Americ. Naturalist **61,** 5.
ÖTTINGEN, W. F. (1918), Naunyns Arch. **83,** 381.

PAYNE, S. (1935), J. Pharmacol. **53,** 401.
PÉRÉ, A. (1896), Ann. Inst. Pasteur Paris **10,** 417.
PENFOLD, W. J. (1910), J. Path. Bact. (Brit.) **14,** 406.
PLANT, O. H. und J. H. PIERCE (1933), J. Pharmacol. **49,** 432.
POHLISCH, K. und F. PANSE (1934), Schlafmittelmißbrauch. Thieme Leipzig.
POULSSON, E. (1920), Heffters Hdb. exp. Pharmacol. **2,** 145.
PRINGSHEIM, J. (1908), Biochem. Z. **12,** 143.
PRYCE, J. M. G., D. S. DAVIES and N. C. HINSHELWOOD (1945), Transact. Faraday Soc. **41,** 465.
PULST, C. (1902), Pringsheims Jahrb. f. wiss. Botanik **37,** 205.

RAFFEL, D. (1932), J. exp. Zool. **63,** 371.
REINDELL, H. und R. WINTERER (1942), Ztschr. klin. Med. **141,** 228.
REINITZ, N. (1929), Skand. Arch. f. Physiol. **57,** 138.
RICHET, CH., BACHRACH et CARDOT (1921), C. r. Acad. Scienc. **172,** 512.
RICHTER, D. (1938), Binchem. J. **32,** 1763.

RICHTER, S. (1936), Naunyns Arch. **182**, 720.

RIETSCHEL, H. G. (1939), Naunyns Arch. **193**, 454.

RIPPEL-BALDES, A. (1947), Grundriß der Mikrobiologie, Springer-Verlag.

ROSENTHAL, S. R. und D. MINARD (1939), J. exp. Med. **70**, 415.

ROST, E. (1929), Toxikologie von E. Starkenstein, E. Rost und J. Pohl. Urban-Schwarzenberg, Berlin.

ROTHENBACH, F. (1896), Z. f. Spiritusindustrie **19**, 327.

ROTHLIN, E. (1948), Bull. Schweiz. Akad. Wiss. **4**, 378.

RUSKA, H. und C. RUSKA-MENZE (1947), Arch. f. Virusfschg. **3**, 341.

RUBBO, S. D. and J. M. GILLESPIE (1940), Nature **146**, 838.

SAITO, K. (1937), Ronas Ber. **96**, 491.

— (1936), Fol. pharm. jap. **22**, 183.

SALANT, W. und J. B. RIEGER (1910), J. Pharmacol. **1**, 572.

SASAKI, M. (1938), Arch. exp. Zellforsch. **21**, 289.

SCHAUMANN, O. (1928), Naunyns Arch. **138**, 208.

— (1931), Naunyns Arch. **160**, 155.

SCHINZ, H. R. (1917), Naunyns Arch. **81**, 193.

SCHMIDT, C. F. and A. E. LIVINGSTON (1928), J. Pharmacol. **33**, 284.

— (1933), I, J. Pharmacol. **47**, 411.

— (1933), II, J. Pharmacol. **47**, 443.

SCHNABEL, A. (1924), Klin. Wschr. **3**, 566.

SCHNABEL, A. und S. KASARNOWSKY (1924), Klin. Wschr. 146.

SCHUCKMANN, v., W. und G. PIEKARSKI (1940), Arch. f. Protistenkunde **93**, 355.

SCHWEISHEIMER, W. (1913), Deutsch. Arch. f. klin. Med. **109**. 271.

SEEVERS, M. H. and A. L. TATUM, (1931), J. Pharmacol. **42**, 217.

SELYE, H. (1937), Endocrinology **21**, 169.

SEMURA, S. (1934), Ronas Ber. **77**, 713.

SERAM, G. S. W. (1938), J. Path. Bact. (Brit.) **46**, 559.

SEVERENS, J. M. and F. W. TANNER (1945), J. Bacter. (Am.) **49**, 383.

SIMON, A. K. und N. B. EDDY (1935), Am. J. Psychol. **47**, 597.

SMILGA, J. (1933), Naunyns Arch. **171**, 162.

SMITH, P. K. (1940), J. Pharmacol. **68**, 1.

SMITH, P. K. and W. E. HAMBOURGER (1936), J. Pharmacol. **57**, 34.

SOREL, E. (1894), C. r. Acad. Scienc. **118**, 253.

STANTON, E. J. (1936), J. Pharmacol. **57**, 245.

STANTON, E. J. and W. R. AGRICOLA (1937), J. Pharmacol. **59**, 437.

STARKENSTEIN, E. (1932), Klin. Wschr. 1697.

STAUB, H. (1945), Helv. Med. Acta. **12**, 613.

— (1946), Schwein. Med. Wschr. 818.

STRAUB, W. (1913), Archivio di Fisiologid, **1**, 55.

STRAUB, W. and H. SCHILD (1933), Naunyns Arch. **169**, 9.

STRIDEMAN, F. E. und H. T. JOHNSON (1948), J. Pharmacol. **92**, 414.

STRINGARIS, M. G. (1939), Die Haschischsucht. Julius Springer, Berlin.

TATUM, A. L., M. H. SEEVERS and K. H. J. COLLINS (1929), J. Pharmacol. **36**, 447.

— (1927), vorläufige Mitt. in J. Pharmacol. **31**, 213.

TOYOSHIMA, J. (1929), Ronas Ber. **47**, 664.

VOLLMAR, H. und S. T. LI (1940), Arch. f. exp. Zellforschg. **24**, 181.

VOLLMER, H. (1932), Naunyns Arch. **166**, 405.

— (1934), Naunyns Arch. **175**, 424.

VOLLMER, H. und S. RICHTER (1940), Naunyns Arch. **194**, 573.

VÖLTZ, W. und W. DIETRICH (1915), Biochem. Ztschr. **68**, 118.

WEDEMEYER, T. (1920), Naunyns Arch. **85**, 339.

WEGER, P. und C. AMSLER, (1936), Naunyns Arch. **181**, 489.

WELLS, J. A., J. S. GRAY and C. A. DRAGSTEDT (1942), J. of Allergy **13**, 77.

WILLBERG, M. A. (1914), Zeitschr. f. Bioch. **66**, 389.

WILLCOX, W. (1933), Proc. Roy. Soc. Med. **27**, 489.

WINDER, C. V., M. M. ANDERSON and H. C. PARKE (1948), J. Pharmacol. **93**, 63.

WINTER, L. B. (1945), J. Phys. **104**, 71.

— (1944), J. Phys. **102**, 373.

WINSOR, A. L. and S. J. RICHARDS (1935), zit. nach F. Lickint, Tabak und Organismus, Hippokrates Verlag Stuttgart.

WINSOR, A. L. and E. J. STRONGIN (1939), J. exp. Psychol. **16**, 725.

WOOD, W. B. jr. and R. AUSTRIAN (1942), J. exp. Med. (Am.) **75**, 383.

WOODS, D. D. (1940), Brit. J. exp. Path. **21**, 74.

WOODS, D. D. and P. FILDES (1940), Chem. Ind. **59**, 133.

Sachverzeichnis.